Anja Schemionek
Katharina Hinze

Kräuter für Gelenke und Co.

Die kleine Kräuterreihe

AURUM

Anja Schemionek
Katharina Hinze

Kräuter für Gelenke und Co.

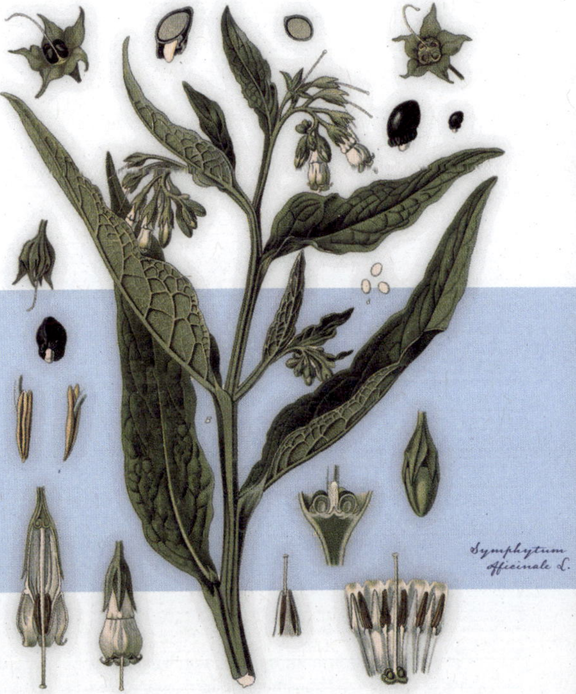

Die kleine Kräuterreihe

AURUM

Dr. Anja Schemionek / Katharina Hinze
Kräuter für Gelenke und Co.
Die kleine Kräuterreihe

info@kamphausen.media
www.kamphausen.media

Coverabbildung
© Köhler's Medizinal-Pflanzen in naturgetreuen
Abbildungen mit kurz erläuterndem Texte (1887)

Gestaltung
Kerstin Fiebig [ad-department.de]

Druck und Verarbeitung
Westermann Druck Zwickau

Bibliografische Information der Deutschen Nationalbibliothek:
Die Deutsche Nationalbibliothek verzeichnet diese Publikation in der Deutschen Nationalbibliografie; detaillierte bibliografische Daten sind im Internet unter https://dnb.d-nb.de abrufbar.

1. Auflage 2019

ISBN Printausgabe: 978-3-95883-386-9
ISBN E-Book: 978-3-95883-387-6

Dieses Buch wurde auf 100% Altpapier gedruckt und ist alterungsbeständig. Weitere Informationen hierzu finden Sie unter www.kamphausen.media

Der Umschlag besteht aus 30% Recycling-, 60% Primärfasern und 10% Baumwolle.

Bildnachweise

Köhler's Medizinal-Pflanzen in naturgetreuen Abbildungen mit kurz erläuterndem Texte (1887): Titelabbildung, S. 20, S. 44, S. 64, S. 90, S. 104

Envato Elements
Rawpixel (S. 54), Rido81 (S. 60), charlotteLake (S. 63), Grigory_bruev (S. 67), Nikolaydonetsk (S. 71, S. 74, S. 81, S. 113), Sebastian_Studio (S. 78), NatashaBreen (S. 82), Nataljusja (S. 93, S. 115), rozum (S. 108), grafvision (S. 111)

iStock
unpict (S. 24), Stanislav Ostranitsa (S. 26), eskymaks (S. 29), svehlik (S. 30), Sarah Biesinger (S. 32, S. 40), Savany (S. 35), Madeleine_Steinbach (S. 36, S. 38), Marina_Poushkina (S. 48), Nataljusja (S. 50), ECummings00 (S. 52), YelenaYemchuk (S. 57), S847 (S. 59), recose (S. 72), etorres69 (S. 85), Vaivirga (S. 96), coramueller (S. 99), wWeiss Lichtspiele (S. 101), juliadu (S. 103), Pilat666 (S. 107), Sebastian Castelier (S. 117)

shutterstock
Tefi (S. 15), hjochen (S. 123)

Inhalt

Symphytum officinale

Arnica montana

Urtica urens + dioica

Equisetum arvense

Flores graminis

Kräuter – was sie sind und was sie nicht sind

Früher, als die Menschen noch keine Pharmaindustrie und auch keine Medizin im heutigen Sinn kannten, hatten sie dennoch eine Heilkunde. Hexen, Schamanen oder einfach Kräuterweiblein hüteten die Geheimnisse um die Kräfte der Natur. Sie halfen damit Gebrechlichen und Kranken, Müttern und ihren Kindern, Alten und Jungen. Und wenn sie auch nicht immer erfolgreich waren und mancher Trank sich aus heutiger Sicht als sinnloser Hokuspokus oder gar Giftmischung enttarnt, so hatten sie dennoch viel Erfahrung und Wissen zusammengetragen, wie aus der Natur Hilfe zu holen ist, wenn es einem Menschen an Körper, Geist oder Seele nicht gut geht.

Auf den Spuren dieser Heilkundigen sind wir ein wenig gewandelt und haben zusammengetragen, was den heute lebenden Menschen und ihren speziellen Bedürfnissen an die Hand gegeben werden kann, um ihnen durch Kräuter Hilfe zur Selbsthilfe bei Gesundheitsproblemen zu bieten. Dabei sollte jedoch niemand vergessen, dass Kräuter eben keine pharmazeutischen Tabletten sind. Sie eignen sich dazu, den Körper langsam und sanft umzustimmen, sie eignen sich aber nicht, um schwere Erkrankungen zu behandeln. Sie sind fantastische Helfer bei der Genesung, um den Körper und seine Selbstheilungskräfte zu unterstützen – auch parallel zur heutigen Medizin.

Aber Kräuter sind nicht dazu geeignet, um akuten, womöglich gar lebensbedrohlichen Situationen Paroli zu bieten. Sie sind großartig in der Pflege der Gesundheit und zur Prävention, haben aber keine Berechtigung mehr, wenn es dem Patienten damit nicht bald besser geht. Gleichzeitig sollte man die Kräuter und die Natur nicht unterschätzen. Die Kräfte der Natur sind nicht harmlos.

Kein Kraut sollte über lange Zeit täglich angewendet werden. Nach ein paar Wochen sollte damit Schluss sein. Auch ein selbst gemischter Haustee sollte aus diesem Grund immer mal wieder gewechselt werden.

»Alle Ding' sind Gift und nichts ist ohn' Gift; allein die Dosis macht, dass ein Ding kein Gift ist.« *Paracelsus*

Schon Paracelsus hat es gewusst und an dieser Tatsache hat sich bis heute sicher nichts geändert. Pflanzen und Kräuter haben eine Fülle von natürlichen Inhaltsstoffen, sie können gut oder schlecht für uns sein. Bitte bedenken Sie all das, wenn Sie dieses Büchlein nutzen wollen, und gehen Sie verantwortungsvoll mit sich selbst und den hier vorgestellten Informationen um.

Wir wünschen Ihnen
viel Freude mit Kräutern

Katharina Hinze
und Dr. Anja Schemionek

Bewegung ist Leben!

Sie sind uns ganz selbstverständlich und wir führen sie jeden Tag aus. Meist denken wir gar nicht über sie nach, sie scheinen einfach zu uns zu gehören. Dabei sind sie komplex und manchmal auch fehleranfällig – unsere Bewegungen. Dass sie nicht selbstverständlich sind, können wir sehen, wenn wir Kleinkinder beobachten, wie sie erst greifen und krabbeln lernen, schließlich zu laufen beginnen und später sogar Fahrrad fahren, turnen und mehr können. Oder wir merken es daran, dass uns selbst etwas schmerzt oder schwerfällt, gar verletzt ist und unsere Bewegungen dadurch eingeschränkt werden. Erst dann registrieren wir deutlich, wie oft wir unsere Gelenke gebrauchen, wie weit unsere Füße uns tragen, wie fleißig unsere Muskeln für uns arbeiten – wie viel unser Bewegungsapparat mit Knochen, Gelenken, Knorpeln, Sehnen und Muskeln Tag für Tag für uns erledigt. Eine solche Erfahrung machen wir öfter im Leben – und vergessen sie danach ganz schnell wieder. Doch das Leben erinnert uns: in der Kindheit z. B. durch eine Prellung beim Fußballspielen, einen Knochenbruch durch einen Sturz beim Klettern, in der Jugend durch Verletzungen beim Sport, als Erwachsener über den Muskelkater durch zu viel ungewohnte Bewegungen oder Zerrungen durch ein Umknicken des Fußes. Und beim alternden Menschen kommen die immer schlechter beweglichen Gelenke dazu, die ersten Anzeichen von Verschleiß oder gar Schlimmeres wie entzündete Gelenke. Nicht zu vergessen die (manchmal schon recht jungen) Patienten mit chronisch-entzündlichem Rheuma (Arthritis) oder auch Gicht, die sich über Jahre mit Schmerzen und Bewegungseinschränkungen arrangieren müssen. Es gibt vieles, was unsere Beweglichkeit einschränken kann – in jedem Alter. Da ist es doch gut, wenn man Möglichkeiten kennt, die Knochen, Muskeln und Gelenke unterstützen können. Kräuteranwendungen sorgen z. B. dafür, dass die Heilung schneller vonstattengeht oder Symptome gelindert werden.

Bewegung hilft Bewegung

Der erste Impuls, wenn etwas schmerzt und Bewegung nicht möglich scheint, ist das Ruhigstellen. Man benutzt das betroffene Gelenk nur noch so wenig wie möglich. Zuerst ist das eine gute Reaktion. Schließlich könnte etwas verletzt sein, das eine ärztliche Behandlung erfordert, wie z. B. ein Knochenbruch oder ein Sehnenabriss. Doch wenn klar ist, dass die Hand, der Fuß, das Knie, die Schulter zwar durch die Prellung oder Stauchung schmerzt und angeschwollen, aber dabei voll funktionstüchtig ist, dann kann vorsichtige Bewegung die Heilung unterstützen. Ruhigstellen hingegen würde die Lage verschlechtern. Denn Gelenke brauchen Bewegung, sonst „rosten" sie ein.

Ein Gelenk ist eine Art „Bioscharnier" mit fantastischen Fähigkeiten. Es kann sich meist nicht nur in eine Richtung bewegen, sondern in mehrere. Schauen Sie sich doch mal an, in wie viele unterschiedliche Richtungen Sie Ihre Schulter bewegen können!

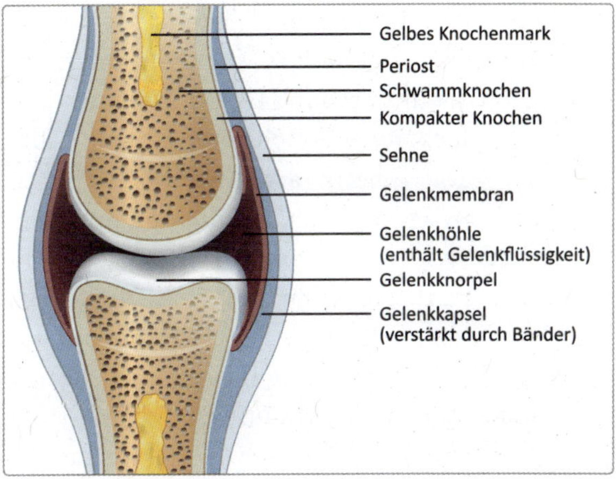

Auch die Fußgelenke und die Hüfte lassen mehr als eine Bewegungsrichtung zu. Hier sind unsere Bioscharniere den technischen Scharnieren meilenweit voraus. Und noch mehr: Um Scharniere – z. B. an Fenstern und Türen – müssen Sie sich kümmern. Sie müssen sie hin und wieder schmieren oder nach einigen Jahren sogar austauschen. Das müssen Sie bei Ihren Gelenken nicht, denn Ihr Körper erledigt das für Sie. Jedes Gelenk sitzt in einer Schutzhülle, die mit einer sogenannten Gelenkflüssigkeit gefüllt ist. Sie schmiert das Gelenk, sorgt mit dafür, dass die beiden Knochen, die durch das Gelenk verbunden sind, nicht aufeinander reiben. Gleichzeitig hilft sie dabei, dass das Gelenk ernährt werden kann. Denn in der Schutzhülle gibt es keine Blutgefäße wie in anderen Körperregionen, die Sauerstoff, Nährstoffe u. a. bringen. Das bedeutet auch, dass der Abtransport von Abfallstoffen des Gelenkes ebenso über die Gelenkflüssigkeit abläuft.

Und genau hier liegt der Grund, warum Bewegung so heilsam und wichtig ist: Ohne Bewegung stockt es in der Gelenkflüssigkeit. Sie braucht die Bewegung des Gelenkes, um selbst in Bewegung zu sein. Nur dann kann sie das Gelenk versorgen und Abfallstoffe vom Gelenkspalt zum Rand der Schutzhülle bringen, damit sie dort über die außen vorbeifließende Lymphflüssigkeit und das Blut entsorgt werden können. Jede Schwellung, jedes Knirschen im Gelenk kann letztendlich nur verschwinden, wenn die Gelenkflüssigkeit in Bewegung ist. Eine Ausnahme gibt es leider: Bei Arthrose sind die Gelenke verschlissen. Der Gelenkspalt zwischen den beiden Knochen im Gelenk ist dann sehr schmal geworden und es gibt nur noch wenig Gelenkflüssigkeit. Wenn es so weit kommt, dass die Knochenenden aneinander reiben, dann ist Bewegung ohne therapeutische Betreuung keine gute Idee mehr. Das zeigen auch sehr deutlich die Schmerzen, die den Betroffenen dann folgerichtig zum Arzt treiben.

Und noch etwas: Bewegung der Gelenke meint wirklich nur ihre Bewegung. Die kann ohne Belastungen wie Hanteln o. Ä. durchgeführt werden. Jede Bewegung zählt. Negativ summieren sich hingegen übermäßige und einseitige Belastungen der Gelenke, Knochen und Muskeln wie z. B. ein dauerhaft zu hohes Körpergewicht, sportliche Betätigung ohne Aufwärmen, heftige Sprünge und grenzwertige Drehungen von Gelenken. Sportliche Höchstleistungen sind für die Gesunderhaltung der Gelenke nicht notwendig – im Gegenteil, sie schaden ihnen meist eher.

HILFREICHE KRÄUTER

Bei Problemen mit dem Bewegungsapparat können Kräuter eine gute Hilfe sein. Sie können bei Muskelkater oder -zerrungen, bei Prellungen und stumpfen Verletzungen die Symptome lindern und die Heilung unterstützen.

Durch durchblutungsfördernde Wärmeanwendungen können Schadstoffe verstärkt abtransportiert werden.

Weiterhin gibt es Kräuter, deren Inhaltsstoffe spezielle Wirkbereiche haben, z. B. die Schmerz- und die Entzündungshemmung. Überall, wo Entzündungen eine Rolle spielen, können sie eingesetzt werden und in die überbordenden entzündlichen Vorgänge beruhigend eingreifen und (etwas von dem) Schmerz nehmen. Das gilt sowohl für akute Entzündungen als auch für chronische.

Entsprechende Hinweise finden Sie bei den unterschiedlichen Anwendungen in den folgenden Kapiteln.

Symphytu

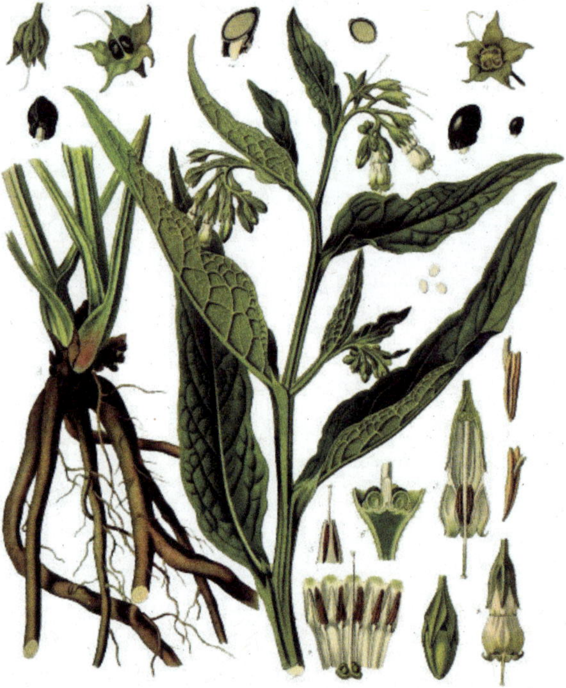

n officinale

Echter Beinwell

Beinwell ist eine schöne Bezeichnung für diese Pflanze: Das Wohl der (Ge-)Beine! Schon im ersten Jahrhundert unserer Zeitrechnung nutzte der griechische Arzt Diskurides Beinwell als Wund- und Knochenkraut bei der Behandlung von verletzten Soldaten. Ebenso taten es im Mittelalter Paracelsus und Hildegard von Bingen bei ihren Patienten. Daher kommen auch seine volkstümlichen Namen wie Beinheil, Beinbrechwurz, Schmerzwurz oder Wallwurz. Bis auf den heutigen Tag kennt die Kräuterheilkunde den Beinwell als wirksames Kraut bei Anwendungen am Bewegungsapparat.

Seine Heilungsunterstützung hat auch seinen wissenschaftlichen Namen geprägt: *Symphytum officinale* zeigt im ersten Namensteil die Verbindung zu griechisch „symphein", was zusammenwachsen und vereinen bedeutet. Der zweite Teil zeigt an, dass Beinwell schon in den alten Apotheken bereitstand, ein wichtiges Heilmittel war und im amtlichen Arzneiverzeichnis aufgeführt war.

»Die schwarze Wallwurz ist feuchter und warmer Natur. Zu allen Wunden, Rissen, Brüchen außen und innen ein gar heilsame Wurzel!«

Lonicerus (Naturforscher, Arzt, Botaniker des 16. Jahrhunderts)

Darüber hinaus kann Beinwell auch bei Entzündungen von Sehnen, Muskeln, Gelenken und der Knochenhaut, bei Arthrose, bei stumpfen Verletzungen (Verstauchungen, Zerrungen, Prellungen), bei Blutergüssen und Muskelkater eingesetzt werden. Hilfreich sein kann er auch bei Muskelverspannungen im Rücken. Viele Anwendungen finden sich daher in der Sportmedizin. Auch bei Narben, nach Amputationen oder Operationen und auch Dammschnittwunden kann Beinwell, wenn die Haut wieder geschlossen ist, heilungsfördernd wirken. Besonders bei verhärteten Narben kann er helfen, das Gewebe wieder elastischer zu machen.

Beinwell ist in ganz Europa häufig in der freien Natur anzutreffen, nur in Skandinavien und Schottland findet man ihn nicht. Von ihm wird meist nur die Wurzel verwendet. Der Wurzelstock besteht v. a. aus einer Hauptwurzel, die bis zu 50 cm lang und bis zu 3 cm breit werden kann. Sie ist von einer dunkelbraun-schwarzen Haut umgeben, innen ist sie weiß, saftig und schleimig.

Die Inhaltsstoffe der Beinwell-Wurzel wirken zusammenziehend und austrocknend, was Bakterien bei Wundinfektionen den Nährboden entziehen kann. Außerdem gibt es im Beinwell außergewöhnlich viel von einem durchblutungsfördernden Stoff, dem Allantoin, der die Heilung von Wunden und Knochen fördert, da er die Zellneubildung

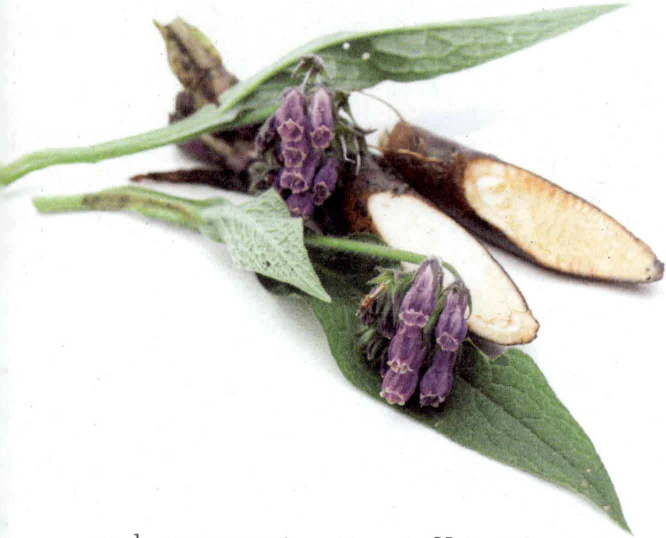

und -regeneration anregt. Hat sich eine Wunde bereits entzündet, kann Beinwell außerdem helfen, das Wundsekret zu verflüssigen. Darüber hinaus werden der Abtransport von abgestorbenem Zellmaterial verstärkt (wichtig z. B. bei Blutergüssen) sowie die Gefäße gekräftigt und „abgedichtet“, sodass Schwellungen und die dadurch begründeten Schmerzen sich zurückbilden können. Weiterhin können Inhaltsstoffe des Beinwell das Bindegewebe stärken, entzündungshemmend und reizlindernd wirken. Auch die Beinwellblätter enthalten diese Wirkstoffe, allerdings in deutlich kleineren Mengen, daher wird vorwiegend die Wurzel eingesetzt.

Der Echte Beinwell im Garten

Es ist einfach, sich den Beinwell in den Garten zu holen: Es reicht, ein kleines Stück Wurzel in die Erde zu stecken, und die mehrjährige Pflanze wird austreiben. Besonders gut steht er an nährstoffreichen, feuchten, halbschattigen Standorten, z. B. an einem Teich oder Bachlauf. Schnell bildet er dort große Gruppen und nimmt viel Platz ein. Er blüht rosa-helllila, manchmal auch weiß, den ganzen Sommer lang. Seine traubenartigen Blütenständen, die im Knospenstadium zu kleinen Wickeln aufgerollt sind, bieten über Monate Bienen und Hummeln einen reich gedeckten Tisch. Ernten kann man den Beinwell das ganze Jahr über. Die beste Zeit dafür ist allerdings

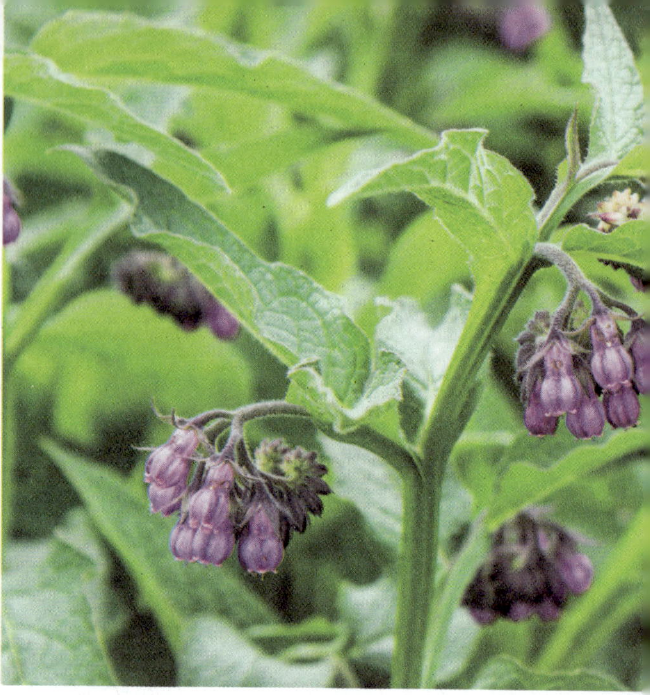

zwischen Januar und März, weil dann der Gehalt der Inhaltsstoffe am höchsten ist. Für die Ernte wird die Wurzel einer mindestens zweijährigen Pflanze ausgegraben, mit einer Gemüsebürste und Wasser gesäubert, in dünne Stücke geschnitten und an einem warmen Ort rasch getrocknet, z. B. im Dörrapparat oder Backofen (max. 40 °C). Dann die Stückchen in einem verschließbarem Gefäß aufbewahren. Als Ganzes lassen sich

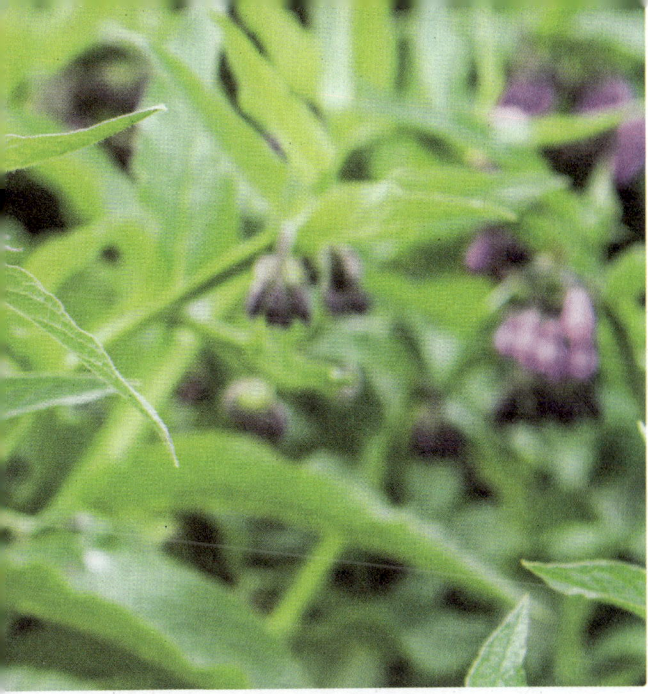

die Wurzeln nicht ausreichend trocknen, sie fangen meist an zu schimmeln.

Übrigens ...

... Beinwellblätter eignen sich als Mulchmaterial und Düngung auf den Beeten. Alternativ legt man ab und an eine Lage Beinwellblätter in den Kompost, dann zerfällt er schneller und ist eher gebrauchsfertig.

Beinwell anwenden

Beinwell ist nur für den äußerlichen Gebrauch gedacht und das nicht für länger als vier bis sechs Wochen. Der Hintergrund für diese Beschränkung ist, dass er geringe Mengen eines Lebergiftes enthält, das im Verdacht steht, bei innerlicher Einnahme Leberkrebs auszulösen zu können. Allerdings ist bisher nicht bekannt, dass dieser giftige Stoff über die Haut in den Körper aufgenommen werden kann. Bis das geklärt ist, empfehlen offizielle Stellen (Kommission E) daher auch bei äußerlicher Anwendung, die genannte Anwendungsdauer nicht zu überschreiten.

Homöopathische Mittel mit Beinwell (Symphytum ab D6) oder spagyrisch hergestellte Produkte sind unbedenklich. Auch die in der Apotheke erhältlichen Salben sind frei von dem Gift.

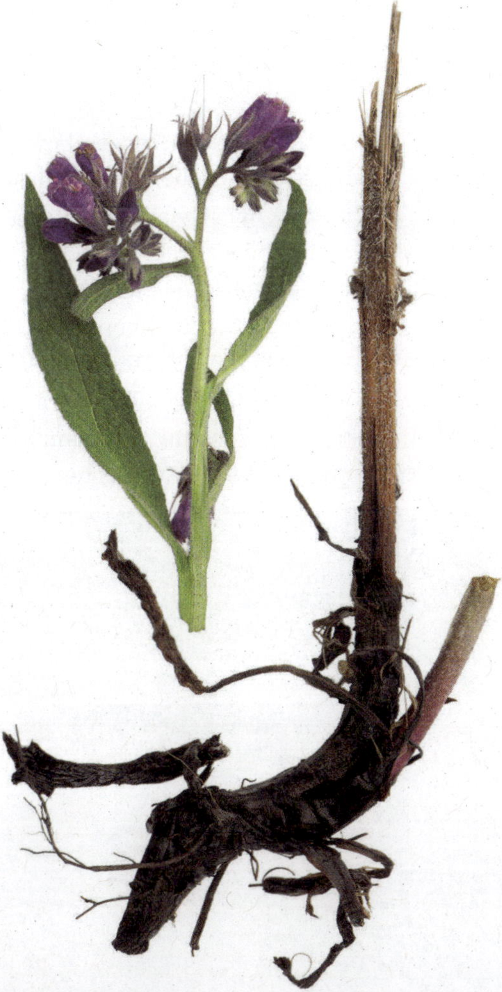

Breiumschlag

Ein Stück frische Wurzel, etwa so lang wie ein Zeigefinger, fein reiben und mit sehr wenig Wasser zu einer streichfähigen Masse anrühren. Eine dünne Schicht auf ein Tuch streichen, auf die betroffene Stelle legen, mit einem Verband fixieren und über Nacht einwirken lassen. Stehen nur getrocknete Wurzelstücke zur Verfügung, pulverisiert man diese und stellt den Brei mit warmem Wasser oder Beinwell-Aufguss (S. 31) her.

Ein Breiumschlag darf nur auf intakter Haut eingesetzt werden. Liegt eine Verletzung vor, erst die Abheilung abwarten oder die offene Stelle großräumig aussparen.

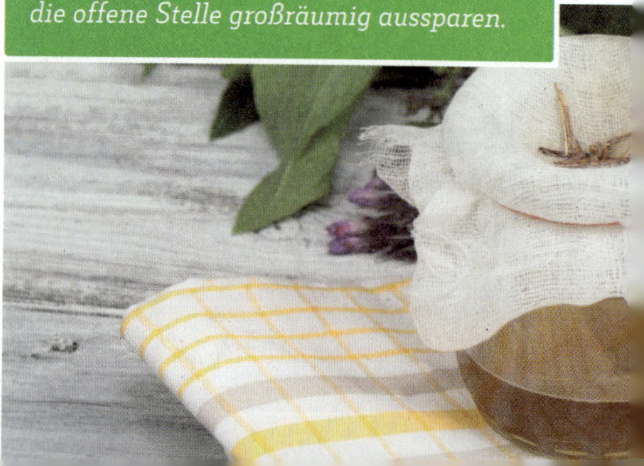

Beinwell-Aufguss ... nicht zum Trinken!

Man braucht

- 2 Teelöffel kleine Wurzelstückchen
- 100 ml kochendes Wasser

Beinwell mit Wasser überbrühen, zehn Minuten ziehen lassen, abseihen.

ACHTUNG! Der Aufguss ist nicht zum Trinken gedacht, sondern ausschließlich, um einen Brei für den Beinwellumschlag herzustellen!

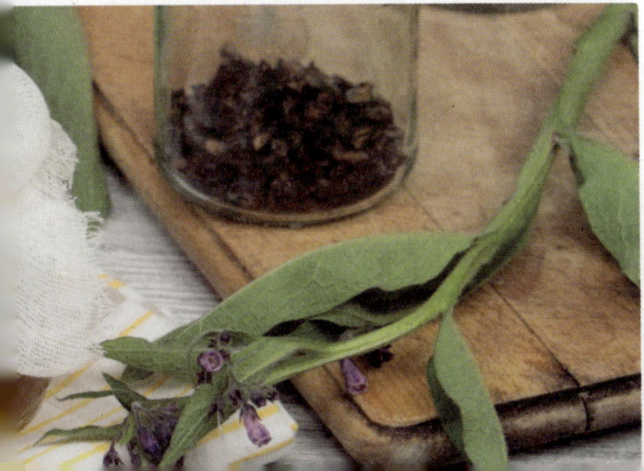

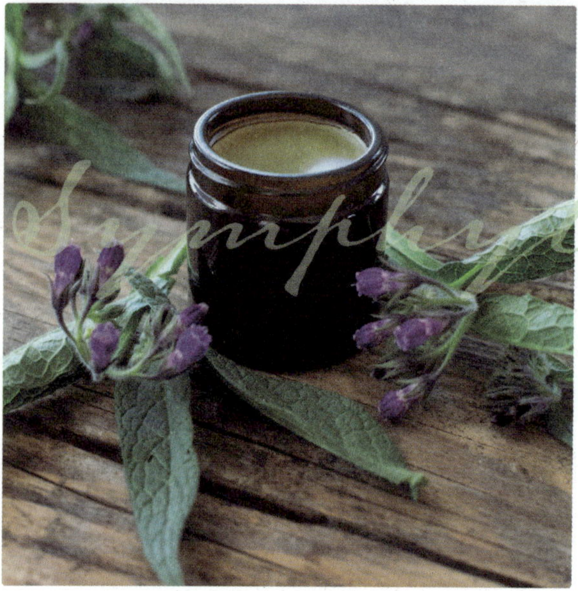

Cremige Beinwellsalbe

Man braucht

- 100 g frische, geraspelte oder 50 g klein geschnittene, getrocknete Wurzelstücke
- 200 ml Öl (z. B. Olivenöl oder Mandelöl)
- 10 g Bienenwachs
- 8 g Sheabutter

Öl und Wurzelteile für 30 Minuten in einem Wasserbad auf maximal 70 °C erwärmen, vom Herd nehmen und stehen lassen. Nach etwa 24 Stunden das Öl mit den Wurzeln nochmals für 30 Minuten auf maximal 70 °C erwärmen. Nach einem weiteren Tag abfiltrieren. Dabei die Wurzelmasse gut auspressen. Die Rückstände kann man noch als Umschlag oder Auflage benutzen (s. u.).

Bienenwachs und Sheabutter in den Ölauszug geben und im Wasserbad sanft schmelzen lassen, dabei ständig rühren. Ist alles gleichmäßig gemischt, die Salbe in Cremetöpfchen abfüllen. Mit einem Tuch bedeckt abkühlen lassen und erst dann mit einem Deckel verschließen. Die Salbe ist ein Jahr haltbar.

Nicht länger als sechs Wochen durchgängig anwenden. Beinwellsalbe darf nur auf intakter Haut ohne Verletzungen angewendet werden, ggf. die Wunde großzügig aussparen.

Kompresse mit Beinwellblättern

Ein paar Beinwellblätter mit einer Nudelrolle auf einem Holzbrett walzen, bis der Pflanzensaft austritt. Diese Blätter auf die betroffene Stelle legen und mit einem Tuch fixieren. Eine solche Kompresse, sofort auf ein verstauchtes Gelenk aufgebracht, verringert die Folgen deutlich.

Umschläge aus Abkochung

Man braucht

- 100 g getrocknete Beinwellwurzel
- 1 Liter Wasser
- evtl. 100 ml Beinwelltinktur (S. 36)

Die Abkochung mit und ohne Tinktur ist nur für den äußerlichen Gebrauch geeignet und sollte nicht bei verletzter Haut angewendet werden. Die Wurzelstückchen im Wasser zehn Minuten auskochen, abseihen und ein angemessen großes Tuch mit dem Sud tränken, etwas ausdrücken und auf die

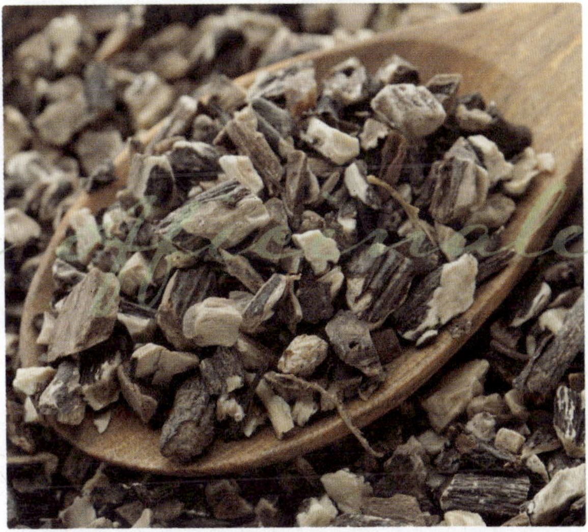

verletzte, schmerzende Stelle legen. Ein trockenes Handtuch darüberlegen oder darum wickeln und ca. 30 Minuten einwirken lassen. Man kann die Wirkung noch verstärken, indem man Beinwelltinktur in die erkaltete Abkochung gibt. Wenn man nur eine kleinere Menge der Abkochung verwenden will, sollte der Anteil der Tinktur maximal 20 % betragen, also z. B. maximal 20 ml Tinktur und 80 ml Abkochung mischen.

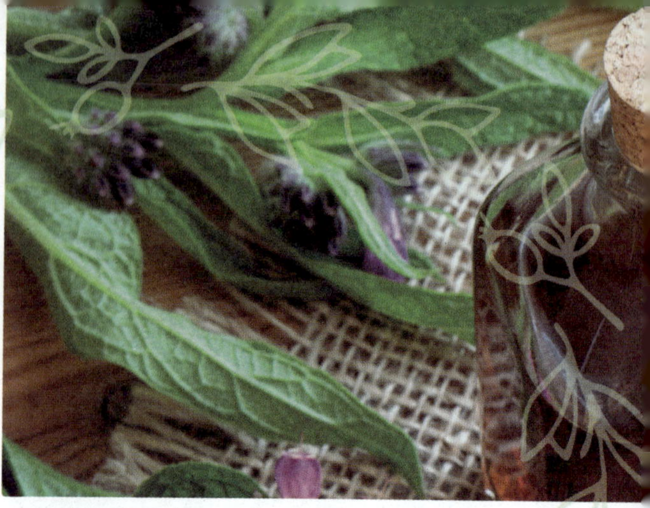

Beinwelltinktur

Man braucht

- frische, klein geschnittene Wurzelstücke
- 40%igen Alkohol (z. B. Wodka)

Ein Marmeladenglas bis zur Hälfte mit Wurzelstückchen füllen und mit Alkohol aufgießen, bis alle Pflanzenteile gut bedeckt sind. Vier Wochen bei Raumtemperatur im Dunkeln (z. B. im Küchenschrank, nicht im Kühlschrank!) stehen lassen und ab und an schütteln. Die Flüssigkeit wird im Laufe der Zeit dunkel und dickt etwas ein. Nach der Ziehzeit durch ein Tuch abfiltrieren und in

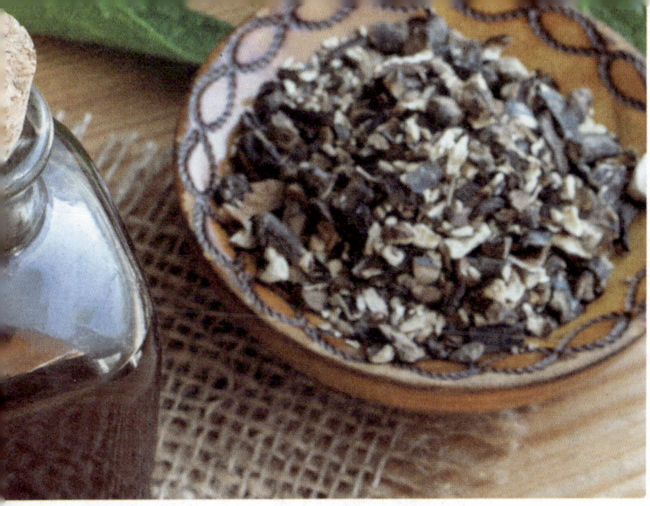

dunkle Tropfflaschen füllen. Die fertige Tinktur ist zwei Jahre haltbar. Man kann sie in Salben und Gele einarbeiten (s. Rezepte) und für eine **Kompresse** nutzen.

Dafür braucht man

- 20 ml Beinwelltinktur
- 80 ml abgekochtes und wieder abgekühltes destilliertes Wasser

Beide Zutaten mischen, ein Tuch damit tränken, etwas ausdrücken und auf die schmerzende Stelle legen. **Auch diese Anwendung sollte nicht bei verletzter Haut durchgeführt werden.**

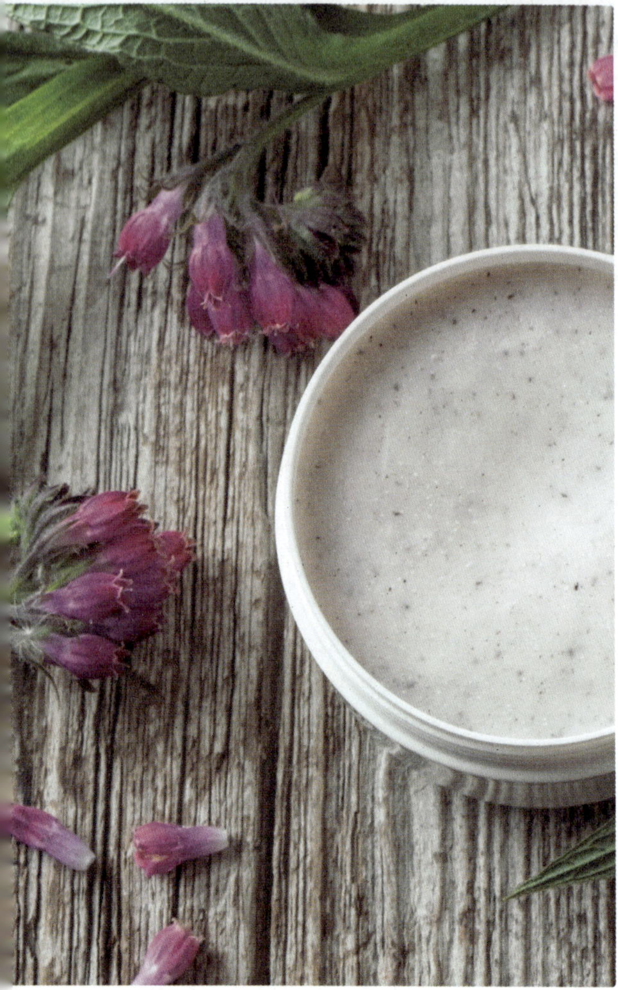

Beinwellsalbe spezial

Man braucht
- 20 g Bio-Lanolin (Wollfett) aus der Apotheke
- 30 g Jojobaöl
- 25 g frische (fein geraspelte) oder 12 g getrocknete, klein geschnittene Beinwellwurzeln
- 20 g Sheabutter
- 5 ml Beinwelltinktur (S. 36)
- evtl. 3 Tropfen Lavendelöl

Die Salbe ist ein Jahr haltbar und kann bei Bedarf auf stumpfe Verletzungen aufgetragen werden, wenn die Haut darüber unverletzt ist. Alle Zutaten, außer Sheabutter und Tinktur, für eine halbe Stunde unter ständigem Rühren im Wasserbad auf 65 bis 70 °C erwärmen. Anschließend durch ein Tuch abfiltrieren, gut ausdrücken und in dem aufgefangenen Beinwell-Öl-Lanolingemisch die Sheabutter schmelzen lassen (dafür ggf. noch mal kurz im Wasserbad aufwärmen). Im Anschluss daran die Beinwelltinktur mithilfe eines Handmixers auf langsamster Stufe in das Ölgemisch einrühren, solange es noch flüssig ist. Ist die Salbe noch etwas weiter abgekühlt, kann, wenn gewünscht, das ätherische Lavendelöl (mit der Bezeichnung ‚Lavendel fein‘) eingearbeitet werden. Danach in Cremetöpfchen abfüllen, mit einem Tuch abdecken und erst nach dem völligen Erkalten verschließen.

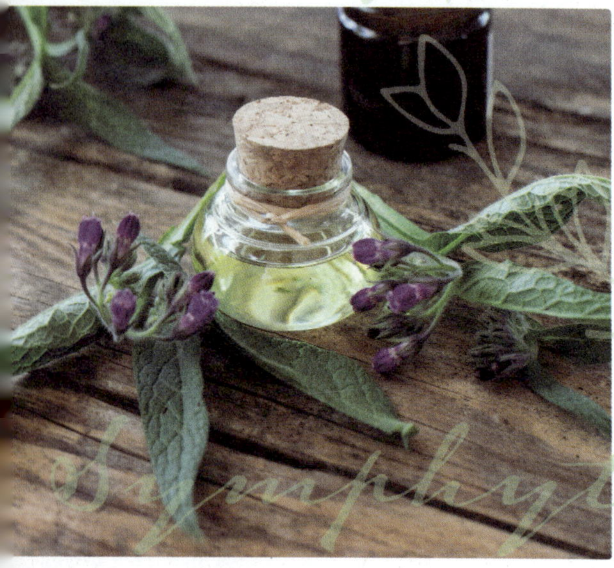

Anti-Muskelkater-Öl

Man braucht

- 20 g frische oder 12 g getrocknete, zerkleinerte Beinwellwurzel
- 100 g Kokosöl
- 20 g Sheabutter
- 2 Teelöffel Johanniskrautöl (aus der Apotheke)
- 2 Teelöffel Beinwelltinktur (S. 36)
- 10 Tropfen Pfefferminz- und 5 Tropfen Rosmarinöl

Beinwell und Kokosöl in einem Wasserbad für 30 Minuten unter stetigem Rühren erwärmen (nicht heißer als 70 °C). Danach die Wurzelstückchen durch ein Tuch abfiltrieren und in dem aufgefangenen Öl die Sheabutter schmelzen (dafür ggf. noch mal kurz im Wasserbad aufwärmen). Beim Abkühlen das Johanniskrautöl und die Tinktur dazugeben. Kräftig schütteln, bis das Öl eine sämige Konsistenz bekommt. Das gelingt besser, wenn man es zunächst kurz in den Kühlschrank stellt. Schließlich noch die ätherischen Öle einrühren, in Salbendöschen abfüllen, mit einem Tuch abgedeckt vollständig auskühlen lassen, erst dann verschließen. Bei (drohendem) Muskelkater in die betroffenen Partien einmassieren.

Sportler-Gel

Man braucht

- 1 Teelöffel getrocknete Beinwellwurzel
- 100 ml kochendes, destilliertes Wasser
- 20 ml Beinwelltinktur (S. 36)
- knapp ½ Teelöffel Xanthan
- 2 Tropfen Rosmarinöl
- 2 Tropfen Pfefferminzöl
- 1 Tropfen Nelkenöl

Alle Utensilien, die zur Herstellung gebraucht werden, müssen vor der Benutzung abgekocht oder mit 70%igem Alkohol eingesprüht worden sein, damit die Haltbarkeit des Gels von etwa einer Woche erreicht werden kann.

Zuerst aus den Wurzelstückchen und dem destillierten Wasser einen dünnen Tee herstellen (s. o.) und abkühlen lassen. Währenddessen das Xanthan in die Tinktur einrühren und etwa eine Minute quellen lassen. Nun den Tee portionsweise zu dem Xanthan-Tinktur-Gemisch geben und mit einem Mixer kräftig vermischen. Dabei entsteht ein Gel. Schließlich die ätherischen Öle hinzufügen und nochmals kurz durchmixen. Das fertige Gel z. B. in eine saubere Duschgelflasche füllen und unbedingt im Kühlschrank aufbewahren.

ACHTUNG! Das Gel unbedingt während Schwangerschaft und Stillzeit sowie bei Kindern unter zwei Jahren nur nach Absprache mit einem Arzt anwenden.

Arnica

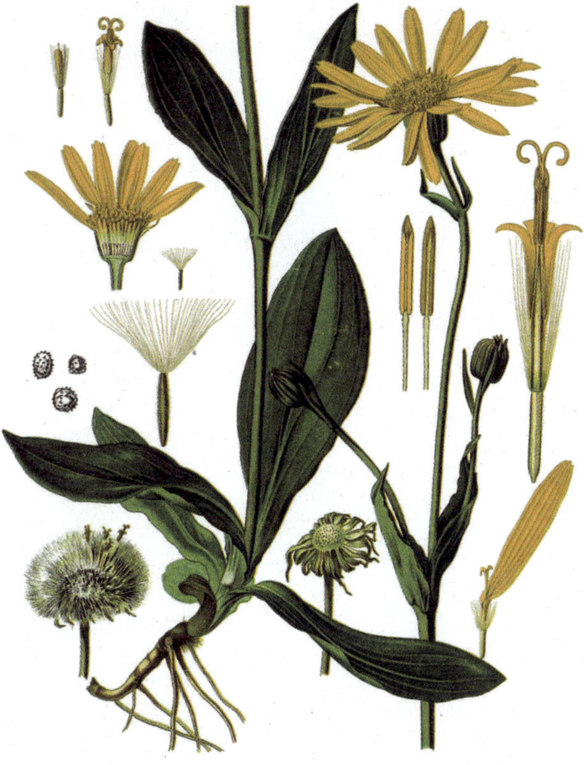

montana

Echte Arnika

Die Echte Arnika ist eine reine Bergpflanze, daher heißt sie ja auch wissenschaftlich *Arnica montana* von Lateinisch „monte“, dem Berg. Sie wächst bevorzugt in den Alpen, den Pyrenäen, dem Balkangebirge und den Bergen in Südskandinavien.

Arnika ist heute streng geschützt, weil sie im 18. und 19. Jahrhundert in Massen für die Apotheken gesammelt und dadurch fast ausgerottet wurde. Außerdem haben ihr die intensive Landwirtschaft und die Düngung der Bergwiesen stark zugesetzt. Sie steht unter Naturschutz! In Deutschland ist sie auf der roten Liste vermerkt und seit 1981 steht sie im Washingtoner Artenschutzabkommen. Also: Wenn Ihnen tatsächlich einmal Arnika in freier Wildbahn begegnet, freuen Sie sich darüber und lassen Sie sie stehen. Die Natur braucht sie dringender als Sie!

Arnica

»Arnika ist nicht mit Gold zu bezahlen. Diese Pflanze verdient, an die erste Stelle der Heilmittel bei Verwundungen gesetzt zu werden, ich kann sie deshalb nicht oft genug empfehlen.«

Sebastian Kneipp

Erst im 20. Jahrhundert gelang es, Arnika zu züchten, um sie für den pharmazeutischen Gebrauch anzubauen. Die meisten Anbaugebiete dieser neuen Züchtung liegen heute in Spanien. Daher konnte Arnika 2002 endlich die Apothekenzulassung bekommen und ist dort als Heilkraut erhältlich.

In antiken Kräuterbüchern wird die Echte Arnika nicht erwähnt. Erst im Mittelalter finden sich Hinweise auf ihre heilkundliche Nutzung. Zuerst wurde die zur Sonnen-

montana

wende blühende Pflanze als magisches Kraut genutzt und sollte Blitzschlag und Hexenzauber verhindern und allgemein Gesundheit bringen. Dann wurde sie gegen Menstruationsbeschwerden, Gicht und Angina pectoris eingesetzt. Goethe z. B. soll in seinen letzten Lebensjahren seine Schmerzen in der Herzgegend mit der Echten Arnika behandelt haben. Zu seiner Zeit wurde Arnika auch „Panacea lapsorum" genannt, was so viel wie Allheilmittel bedeutet.

Verwendet werden heutzutage nur die dottergelben Blüten der Pflanze. Sie riechen durch ihr ätherisches Öl scharf-würzig bis zimtartig. Das kann so weit gehen, dass beim Schnuppern an der Blüte die Nasenschleimhäute gereizt werden und man niesen muss. Auch bei den getrockneten Blüten kann das noch passieren. Daher wurde Arnika früher Schnupf- und Kräutertabaken zugesetzt und

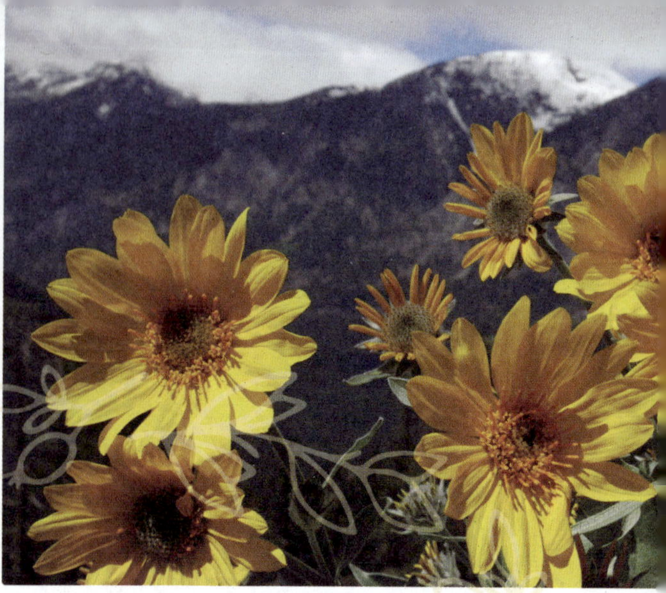

die Pflanze auch als „Tabakblume" bezeichnet. In England heißt sie auch heute noch „Mountain tobacco".

Doch diese Reizung ist nur am Rande erwähnenswert, viel wichtiger sind die vielen medizinisch interessanten Inhaltsstoffe der gelben Arnika-Blüten: Sie wirken entzündungshemmend, antirheumatisch, durchblutungsfördernd, gegen Nervenschmerzen und fördern die Rückbildung von Blutergüssen. Daher werden die Blüten zu Arnikaextrakt verarbeitet und in Salben, Tinkturen

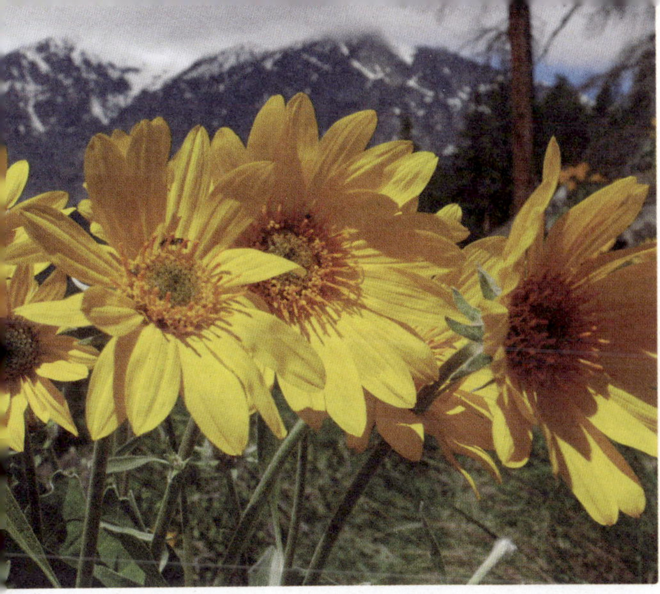

und kühlenden Gelen genutzt. Auch Umschläge aus einem Blütenaufguss können hilfreich sein. Aufgrund ihrer Inhaltsstoffe ist Arnika die richtige Pflanze bei nicht blutenden Quetschungen, Prellungen, Zerrungen, Verstauchungen und Blutergüssen sowie bei Schwellungen durch Knochenbrüche, Schleimbeutelentzündungen und bei rheumatischen Muskel- und Gelenkschmerzen. Außerdem kann man sie gut zur Heilungsunterstützung vor und nach chirurgischen Eingriffen einsetzen, insbesondere als homöopathisches Mittel.

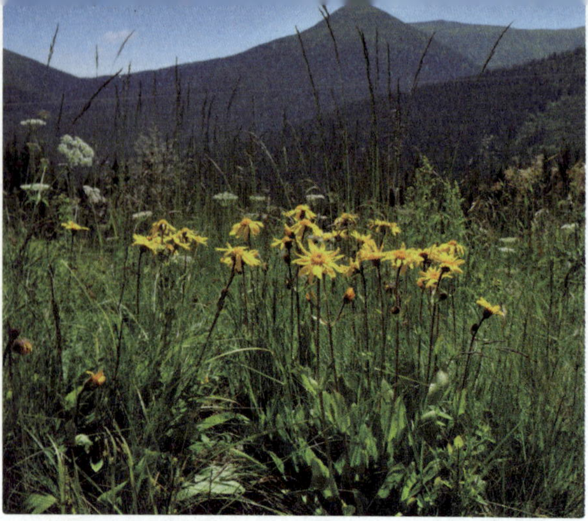

Der seltenen Arnika eine (neue) Heimat geben

Die seltene Arnika mag sauren und humosen Boden. Am liebsten ist ihr ein Torf-Sand-Gemisch. An den Wurzeln hat sie es gern immer leicht feucht und kühl, aber ohne Staunässe und mit viel, viel Licht. Sie ist sehr widerstandsfähig und kommt daher gut mit dem rauen Bergklima zurecht. Will man sie im Garten halten, braucht sie ein Torfbeet oder Rhododendronerde mit ein wenig Sand gemischt. Und natürlich sollte das Klima des Gartens wenigstens ein bisschen an jenes der Bergregionen erinnern.

Arnika anwenden

Arnika wird ausschließlich äußerlich angewendet, denn sie ist giftig, wenn man sie einnimmt. Es kommt zu Durchfall, Zittern, Schwindel, Herzrhythmusstörungen und Nasenbluten. Bei hoher Dosierung kann es sogar zum Tod kommen. Daher sollten Sie Arnika innerlich keinesfalls auf eigene Faust bei sich oder anderen einsetzen. Ausgenommen von dieser Regel sind die homöopathischen Mittel ab einer Potenz von D4 aufwärts. In Expertenhand, richtig dosiert und im Verlauf gut kontrolliert, hat die innerliche Einnahme von Arnika jedoch eine Heilwirkung bei Herzbeschwerden.

Relativ häufig treten nach Arnika-Anwendungen auch allergische Reaktionen bzw. Hautekzeme auf – vor allem dann, wenn sie äußerlich zu oft eingesetzt wird. In diesem Fall sollte ein Arzt zu Rate gezogen werden. Interessant ist, dass die aus spanischen Kulturen kommenden Arnika-Blüten deutlich seltener Allergien auslösen. Ihnen fehlt

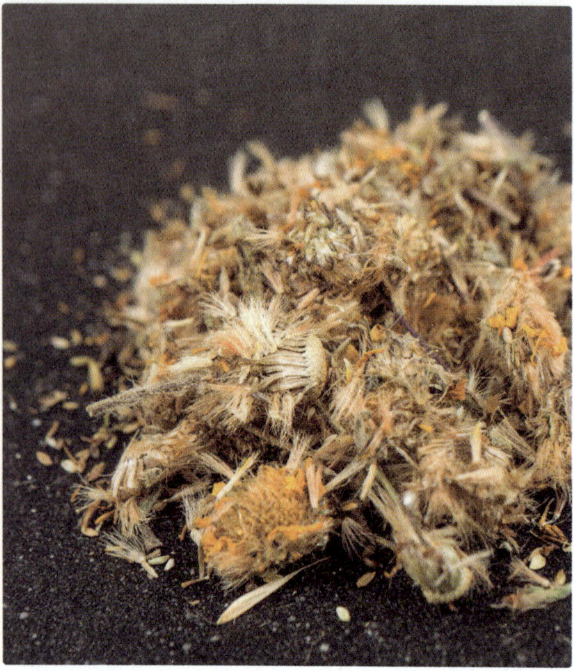

der meist dafür verantwortliche Inhaltsstoff. Darüber hinaus gibt es Hinweise darauf, dass die Arnikafliege mit den allergischen Reaktionen in Verbindung stehen könnte. Die Fliege legt ihre Eier in den Blüten ab. Die schlüpfenden Larven verbringen darin ihre ersten Lebenstage. Gut geprüfte, handverlesene Blüten, die keine Larven enthalten, rufen viel seltener allergische Reaktionen hervor als unachtsam getrocknete Blüten.

ACHTUNG! Wer allergisch auf Korbblüter reagiert, sollte Arnika nicht als Heilpflanze nutzen. Außerdem sollte Arnika bei Kindern frühstens ab dem zwölften Lebensjahr als äußerliches Heilkraut eingesetzt werden – und dann ausschließlich Blüten von spanischen Kulturen. Darüber hinaus gibt es nur wenige Untersuchungen zu Arnika-Anwendungen während Schwangerschaft und Stillzeit, sodass keine speziellen Empfehlungen ausgesprochen werden können. Es ist ratsam, in dieser Zeit auf Arnika-Anwendungen zu verzichten. Homöopathika können jedoch eingesetzt werden.

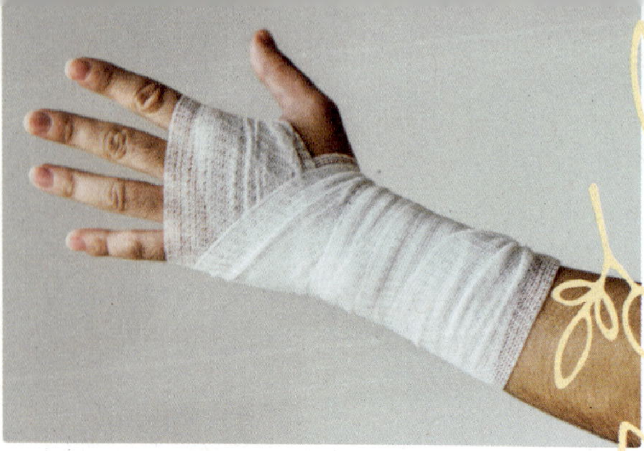

Umschlag aus Blüten

Man braucht

- 4 Teelöffel getrocknete Arnikablüten
- 250 ml kochendes Wasser

Die Umschläge bewähren sich immer wieder bei stumpfen Verletzungen. Doch auch die Fingergelenke bei einem akuten Rheumaschub können davon profitieren, denn die Wirkstoffe dringen über die Haut zu den betroffenen Gelenken und Muskeln vor und können dort entzündungshemmend wirken. Die Blüten mit dem Wasser überbrühen, zehn Minuten abgedeckt ziehen lassen, dann abseihen. Ein Baumwoll- oder Leinentuch mit dem leicht abgekühlten Sud tränken und auf die schmerzende Stelle legen. Mit einem trockenen Wolltuch bedecken und mit einem Schal o. Ä. fixieren. Maximal 30 bis 45 Minuten einwirken lassen. Alle drei Stunden einen solchen Umschlag machen, jedoch höchstens dreimal am Tag.

Teilbad

Man braucht
- 4 gehäufte Teelöffel Arnikablüten
- 1,5 Liter kochendes Wasser

Die Blüten mit dem Wasser überbrühen und zehn Minuten abgedeckt ziehen lassen. Den Sud ins Badewasser abfiltern und die betroffenen Gliedmaßen ca. 25 Minuten darin baden. Wenn möglich, sollten die betroffenen Gelenke während des Badens bewegt werden (z. B. Fingergymnastik).

Auflagen mit Tinktur

Eine Tinktur sollte man nicht selber herstellen, da die Inhaltsstoffe je nach Standort stark variieren können. Man bekommt zwar Teeware (auch in der Apotheke), die man für Umschläge verwenden kann, aber bei der Tinktur ist es besser, man kauft sie fertig und damit standardisiert in den Inhaltsstoffen in der Apotheke.

Unverdünnt darf eine Arnika-Tinktur nur begrenzt lokal aufgetragen werden, z. B. auf Insektenstiche oder Furunkel. Für alle anderen Anwendungen muss sie mit abgekochtem Wasser verdünnt werden. Entweder 1 : 10 (10 ml Tinktur mit 90 ml Wasser) bei der Anwendung auf kleinen Bereichen und bei großflächiger Anwendung 1 : 25 (10 ml Tinktur mit 240 ml Wasser), da es sonst zu Hautreaktionen kommen kann. Ein Baumwoll- oder Leinentuch mit dieser Verdünnung tränken, etwas ausdrücken und mindestens zwei Stunden lang auf die schmerzende Stelle legen. Hat man das Be-

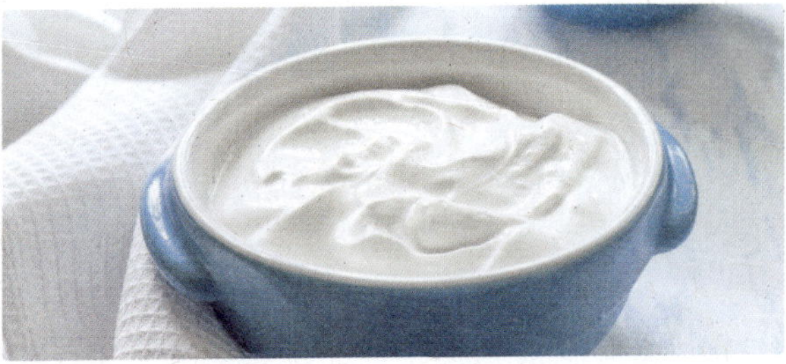

dürfnis nach Kälte, kann man die Verdünnung vorher in den Kühlschrank stellen oder zusätzlich ein Kühlpad auflegen.

Arnika-Quark-Auflage

Man braucht
- 10 ml Tinktur
- 250 g Magerquark

Tinktur und Quark vermischen und messerrückendick auf die betroffenen Stelle auftragen. Diese Mischung zieht Hitze aus der betroffenen Region und eignet sich gut zur Unterstützung bei deutlich entzündeten und angeschwollenen Verletzungen.

Gel

Man braucht

- 70%igen Alkohol zum Desinfizieren in einer Sprühflasche
- 150 ml Latschenkieferhydrolat (aus der Apotheke)
- 1 g Kaliumsorbat (aus der Apotheke)
- ½ Teelöffel Xanthan
- 30 ml Arnikatinktur (aus der Apotheke)
- 15 Tropfen Lavendelöl
- 10 Tropfen Imortelleöl
- 5 Tropfen Basilikumöl
- 3 Tropfen Wintergrünöl
- 3 Tropfen Kampferöl

Messerrückendick aufgetragen, wirkt dieses Gel kühlend und abschwellend. Es sollte zwölf Stunden einwirken. Alle Utensilien, die für die Gel-Herstellung gebraucht werden, sollten vorher großzügig mit 70%igem Alkohol abgesprüht werden. Das hilft die Haltbarkeit des Gels zu erhöhen.

Latschenkieferhydrolat und Kaliumsorbat in einem Marmeladenglas im Wasserbad kurz erwärmen, bis sich das Kaliumsorbat aufgelöst hat. In einem zweiten (weithalsigen) Gefäß das Xanthan mit der Arnikatinktur mithilfe eines Mixers verrühren. Während weiter gemixt wird, kommt in kleinen Portionen der Inhalt aus dem Glas dazu. Mit der Zeit entsteht nun ein Gel. Zum Schluss noch die ätherischen Öle einarbeiten, alles in ein geeignetes Gefäß füllen und in den Kühlschrank stellen. Dort aufbewahrt hält es sich etwa drei Monate. Das Gel dickt innerhalb eines Tages noch ein wenig nach.

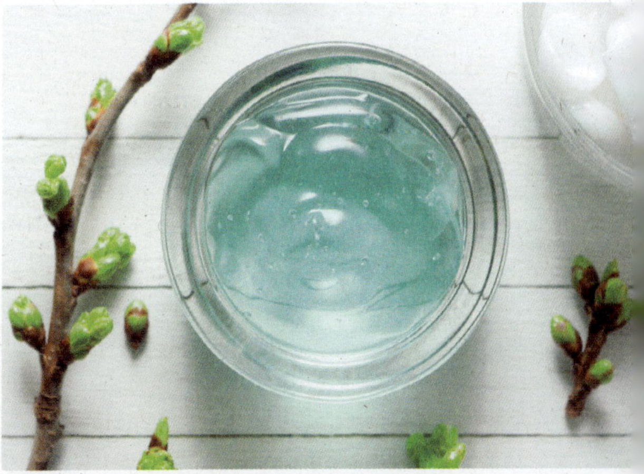

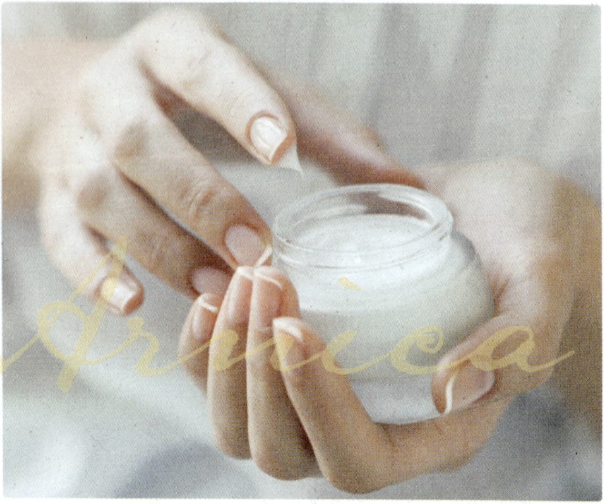

Salbe

Auch eine Arnika-Salbe holt man sich aus den schon genannten Gründen besser aus der Apotheke. Morgens und abends sollte sie in die schmerzenden Regionen einmassiert werden. Wer sich dennoch eine Salbe selber herstellen möchte, kann es wie folgt tun: 5 g getrocknete Blüten in 100 ml Oliven- oder Mandelöl für vier Wochen ausziehen lassen, durch ein Tuch abseihen und in dunkle Flaschen füllen. 100 ml dieses Arnikaöls und 5 g Bienenwachs im Wasserbad vorsichtig erwärmen, sodass das Wachs schmilzt. Dann dem Gemisch 5 g Sheabutter hinzufügen und sanft schmelzen lassen. In Salbendöschen abfüllen, bis zum Erkalten mit einem Tuch abdecken, erst dann verschließen. Die Salbe ist etwa ein Jahr haltbar.

Übrigens ...
... wenn Sie sich Salben oder Gele mit Arnika kaufen wollen, dann achten Sie darauf, dass sie 10 bis 20% Arnika-Extrakt enthalten, nur dann ist eine Wirkung zu erwarten;
... es gibt auch Arnika-Wundtücher zu kaufen. Sie sind verpackt wie Erfrischungstücher und sollten auf keiner Wanderung, Skifahrt o. Ä. fehlen: Sie können bei Verletzungen direkt eingesetzt werden, bis ggf. ärztliche Hilfe zur Stelle ist.

Heilöl

Man braucht

- 20 getrocknete Arnikablüten
- 15 getrocknete oder 10 frische Ringelblumenblüten
- 500 ml kaltgepresstes Olivenöl
- 15 Tropfen Lavendelöl
- 10 Tropfen Lärchenöl
- 5 Tropfen Latschenkieferöl

Dieses Öl kann bei Muskel- und Nervenschmerzen sowie zur Durchblutungsförderung sehr hilfreich sein und eignet sich gut zur Sportmassage. Alle Blüten in ein Marmeladenglas füllen, mit dem Öl übergießen und vier Wochen auf der Fensterbank ziehen lassen. Ab und an schütteln, dann abseihen, die ätherischen Öle hinzufügen, gut vermischen und in dunkle Flaschen abfüllen.

Arnica

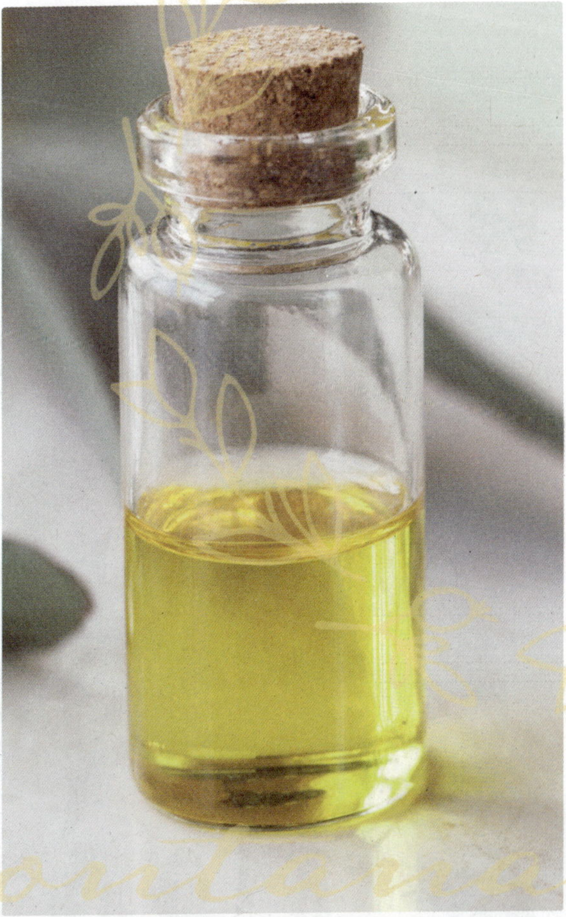

Urtìca ure

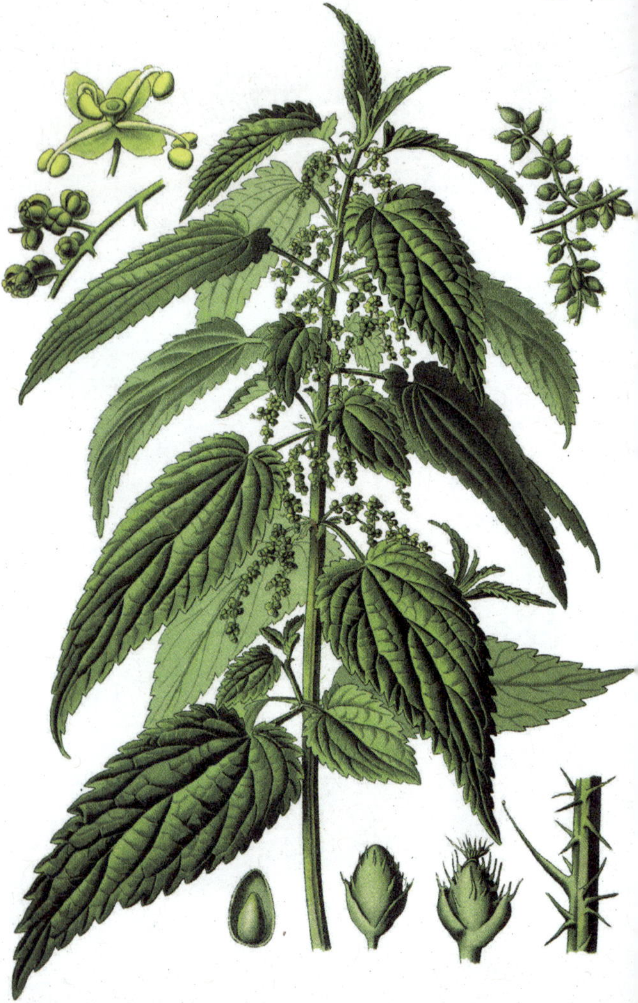

s + dioica

Brennnessel

Jeder kennt sie, doch wer mag sie schon, die Brennnessel? Sobald man sie berührt, tut es weh. Im Garten breitet sie sich übermäßig aus. Schön anzusehen ist sie auch nicht. Mancher wird fragen: „Wozu, bitte, soll die gut sein?“ Natürlich ist das sehr egoistisch gedacht. In der Natur hat sie viele Freunde, mehr als das, von ihr Abhängige, denn die Brennnessel ist für viele Schmetterlingsraupen eine unersetzbare Futterquelle. Und – warum steht sie wohl hier? – für den Menschen eine vielseitige Heilpflanze: Schon seit dem Altertum ist sie eine Pflanze der Rheumatherapie.

Bei allen entzündlichen Erkrankungen des Bewegungsapparats (wie z. B. auch der Gicht) gilt es, den nicht akuten Krankheitszustand so lange wie möglich zu erhalten.

Dazu kann man auf unterschiedliche Art selbst beitragen: mit einer Ernährungsumstellung (kaum bis gar kein Fleisch, keinen Zucker, keine Produkte aus weißem Auszugsmehl, dafür sehr viel Gemüse), Bewegung (alles, was möglich ist: Laufen, Schwimmen, Gymnastik, Tanzen ...) und Entgiftung. Und eine sehr, sehr gute unter den besten Entgiftungspflanzen ist die Brennnessel. Darüber hinaus hat sie auch noch entzündungshemmende Eigenschaften.
Vielleicht werden Sie nach der Lektüre dieses Kapitels der ungeliebten Pflanze mit etwas mehr Respekt begegnen.

Die Brennnessel, die „Königin der Unkräuter", gibt es als Kleine *(Urtica urens)* und als Große Brennnessel *(Urtica dioica)*. Sie tritt überall dort auf, wo Menschen sind: Sie wächst auf Schuttplätzen, an Güllegruben, an Weg- und Waldrändern. Überall scheint sie den Menschen nahezu 'hinterherzulaufen' und zu rufen: „Guck doch mal, wie toll ich bin, aber komm mir nicht zu nahe!" Und es stimmt einfach, die Brennnessel ist für

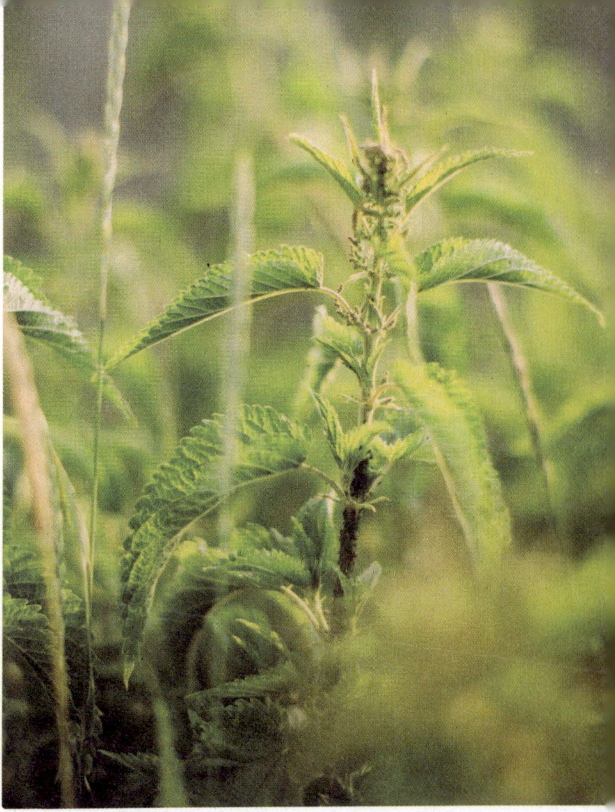

den Menschen überaus nützlich und gesund: als Wildgemüse macht sie sich gut in vielerlei Gerichten, die getrockneten Samen können als Beigabe zu Salat und Müsli im Winter beim Sattmachen helfen. Wenn auf Lebensmitteln der Zusatzstoff E140 vermerkt ist, handelt es sich um Chlorophyll zum Grünfärben und dieser Farbstoff wird meist aus der Brennnessel gewonnen. Zudem ist die Brennnessel auch etwas für die Haarpflege: gegen Schuppen und Haarausfall, oder als kräftigende Spülung.

Ihre faserigen Stängel waren früher außerdem wichtig zur Herstellung von Nesselstoff, der haltbarer ist als Hanffasern oder Baumwolle. Die Brennnessel lieferte z. B. den Stoff für die Armeebekleidung im Zweiten Weltkrieg und auch „Ötzi" hat Brennnesselfasern am Leib gehabt.

Darüber hinaus sind Blätter und Stängel, vergoren zu Jauche, im naturnahen Garten als Kräftigungsmittel für Pflanzen unentbehrlich. Und nicht zuletzt ihre Heilanwendungen: Die Brennnesselblätter können als Tee zur Entgiftung, Entschlackung, „Blutreinigung" und zum Durchspülen der Nieren genutzt werden, die frischen Pflanzen als Unterstützung gegen entzündete Gelenke und die Wurzeln bei gutartiger Prostatavergrößerung. Sogar schlechte Diabeteswerte sollen positiv auf diese Pflanze reagieren und bei „Blutarmut" soll die Anzahl der roten Blutkörperchen verbessert werden können. Sie merken es schon: Von der Wurzel bis zur Triebspitze ist bei der Brennnessel alles heilkräftig und verwertbar. Man könnte ein ganzes Buch alleine mit ihr und ihren vielen Nutzungsmöglichkeiten füllen!

»Hätte die Brennnessel keine Stacheln,
wäre sie schon längs ausgerottet worden,
so vielseitig sind ihre Tugenden.«

Kräuterpfarrer Künzle

Es ist wissenschaftlich belegt, dass ein bestimmter Inhaltsstoff der Großen Brennnessel spezielle entzündungsfördernde Botenstoffe des Körpers hemmt. Das kann besonders bei Rheuma und Gicht wunderbar sein, denn diese Erkrankungen gehen mit Entzündungen und damit auch mit Gelenkzerstörungen einher. Daher bedeuten weniger Entzündungen weniger Schmerzen und mehr Beweglichkeit.

Andere Inhaltsstoffe der Brennnessel regen den Stoffwechsel allgemein an, wirken harntreibend und schwemmen vermehrt unerwünschte Stoffe aus dem Körper aus, z. B. Harnsäure, was gut bei Gicht ist. Darüber hinaus haben Brennnesseln einen hohen Eiweißgehalt, was z. B. gut für die Muskelbildung ist.
Für Knochen und Gelenke ist der sehr hohe Gehalt an Kalzium, Mangan, Kieselsäure erwähnenswert: Vergleicht man Kopfsalat mit Brennnessel, hat diese dreiundzwanzigmal so viel Vitamin C, siebenmalsoviel Magnesium und Mangan, neunzehnmal so viel Kalzium, viermal so viel Eisen und doppelt so viel Kalium. Gerade Vitamin C, Magnesium, Kalzium, Mangan und Kalium sind für einen gesunden Bewegungsapparat essenziell. Außerdem wirkt die Pflanze durch die vielen in ihr enthaltenen Mineralien stark basisch. Das hilft vielen Menschen mit Problemen des Bewegungsapparates, denn sie sind meist „übersäuert", was die Symptome verstärkt oder sogar entstehen lassen kann.

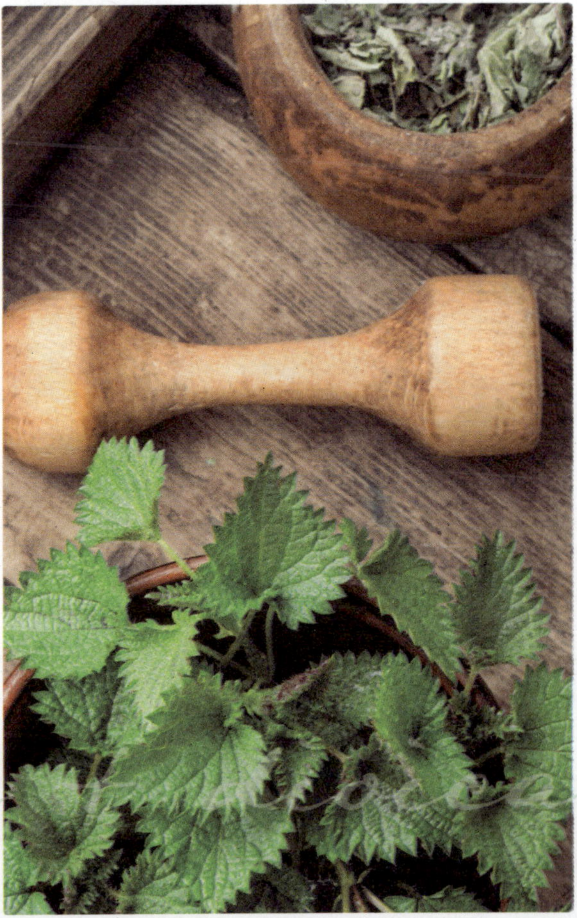

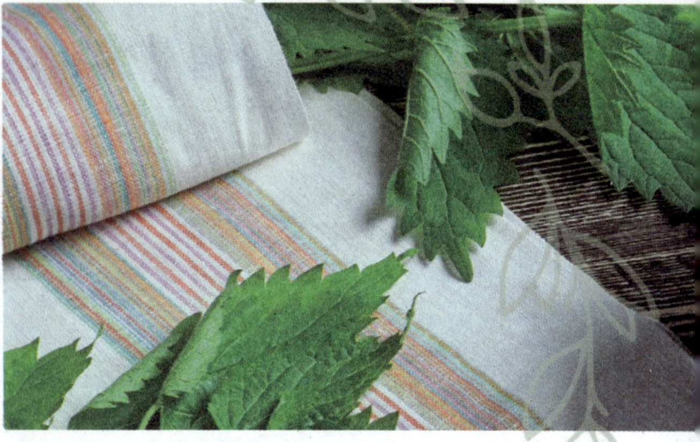

Brennnessel anwenden

Von der Brennnessel erntet man die jungen, frischen, oberen Triebe (genauer: die obersten zwei bis drei Blattetagen) zwischen März und Juli in unbelasteten, schadstofffreien Gegenden.
Auch das blühende Kraut kann man noch verwenden. Dieses ist z. B. bei rheumatischen Beschwerden genau das Richtige. Man schadet der Pflanze mit dem Abernten nicht, sie treibt an den darunter liegenden Blattachseln wieder neu aus.

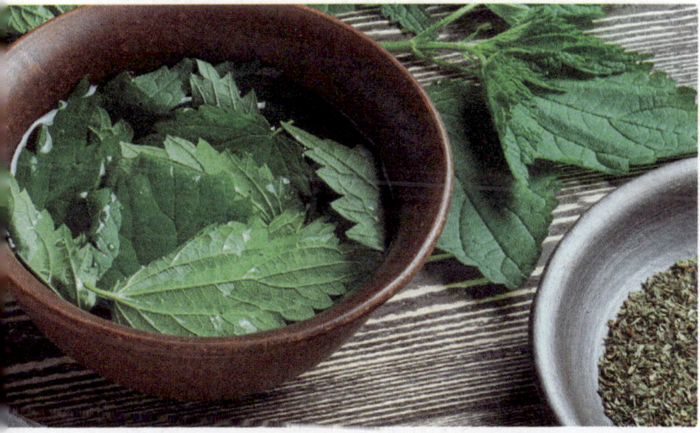

ACHTUNG! Marcumarpatienten sollten wegen des hohen Kalziumgehalts der Brennnessel innerliche Anwendungen (Gemüse, Saft) meiden, denn die Wirkung des Medikaments kann durch die Brennnessel abgeschwächt werden. Alle anderen Blutverdünner sind kein Problem.
Und wer unter Histaminunverträglichkeit leidet, sollte die Brennnessel meiden, denn sie enthält diesen Stoff.

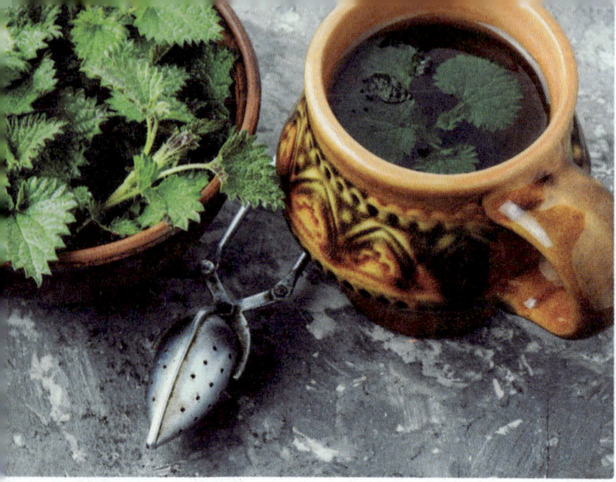

Brennnesseltee bei Rheuma und Gicht

Man braucht

- 1 bis 2 Teelöffel getrocknetes oder 1 Esslöffel frisches Brennnesselkraut
- 250 ml siedendes Wasser

Kraut mit Wasser übergießen, zehn Minuten ziehen lassen, dann abseihen. Vier bis sechs Wochen lang täglich drei Tassen dieses Tees trinken, danach einen Monat Pause damit machen. Dann kann die Teekur wiederholt werden. Während der Kur sollten Sie zusätzlich mindestens zwei Liter Wasser am Tag trinken, denn Brennnessel aktiviert die Wasser- und Giftstoffausscheidung über die Niere. Die Folge: Keine halbe Stunde nach dem Trinken einer Tasse Brennnesseltee muss man Wasser lassen!

Brennnesseltinktur

Ein Marmeladenglas zu 2/3 mit frischen, kleingeschnittenen Brennnesselblättern füllen und vollständig mit 40%igem Alkohol (z. B. Wodka oder Obstler) übergießen. Die Blätter müssen vollständig bedeckt sein. An einem hellen und warmen, aber nicht sonnigen Ort vier Wochen ziehen lassen, ab und an schütteln. Dann durch einen Kaffeefilter abfiltrieren und in dunkle Tropfflaschen abfüllen.
Dreimal täglich 15 Tropfen in einem Glas Wasser einnehmen. Diese Anwendung ist auch für jene gut durchführbar, die viel unterwegs sein müssen. Alternativ gibt es die Tinktur natürlich auch in der Apotheke zu kaufen, dann bitte für die Einnahme auf die Angaben des Herstellers achten.

Kur mit Frischpflanzensaft für drei Wochen

An jedem der ersten drei Tage je mit dem Entsafter einen Esslöffel Brennnesselsaft herstellen und einnehmen *(alternativ gibt es den Saft auch fertig zu kaufen, z. B. im Reformhaus)*. Den Rest der Woche die Menge auf drei Esslöffel erhöhen.

Frisch gesammelte Brennnesseln halten sich in einem feuchten Küchentuch im Kühlschrank etwa zwei Tage. Man muss also nicht jeden Tag losgehen, um frische Pflanzen zu sammeln.

Die ersten drei Tage der zweiten Woche vier Esslöffel, im Rest der zweiten Woche fünf Esslöffel einnehmen. In der dritten Woche jeden Tag einen Esslöffel weniger, bis man wieder bei einem Esslöffel angekommen ist.

Während der Kur und in den anschließenden zwei Wochen sollten Sie kein Brennnessel-Gemüse essen und keinen Brennnessel-Tee trinken.

Übrigens ...
... zu Beginn können Hautunreinheiten und vermehrte Körperausscheidungen auftreten, da der Körper entgiftet. Geschmacklich ist der Frischpflanzensaft gewöhnungsbedürftig. Sie können ihn daher, wenn Sie wollen, mit Wasser, Molke oder Buttermilch verdünnen.

Kurzkur mit Frischpflanzensaft und Gemüsesäften

Man braucht
- 2 Handvoll Brennnesselspitzen
- 200 ml Möhren- oder Gemüsesaft
- Saft einer Zitrone

Brennnesseln entsaften und mit dem Gemüse- und dem Zitronensaft vermischen. Eine Woche lang täglich ein Glas trinken, dann eine Woche pausieren. Regt den Stoffwechsel an und ist eine ideale Entgiftungskur im Frühjahr.

„Heilkulinarik" der Brennnessel

Es gibt viele Rezepte, die mit Brennnesseln einen besonderen Pfiff bekommen, z. B. Reis- und Nudelgerichte, Pesto, Strudelfüllungen, Salate und Smoothies. Die Blätter können als Gemüse wie Spinat gekocht oder im Bierteig ausgebacken werden – der Fantasie sind keine Grenzen gesetzt.
Da die Brennnessel auch als Gemüse heilkräftig ist, können Sie jedes Küchenrezept auch als Heilanwendung einsetzen. Die „Tagesdosis" sollte etwa 50 bis 100 g frisch geerntetes, fertig gedünstetes Gemüse sein, das entspricht etwa ein bis zwei locker gefüllten Händen voll bei der Ernte. Essen Sie aber nicht jeden Tag Brennnesseln, sondern nur alle zwei bis drei Tage. In den brennnesselfreien Tagen kann man seinen Speiseplan mit anderen Wildgemüsen aufpeppen, z. B. junge Gierschblättchen.
Ganz weglassen müssen Sie Brennnesselgerichte, wenn Sie unter eingeschränkter Nierentätigkeit oder Herzinsuffizienz leiden oder Blutverdünner (s. o.) einnehmen.

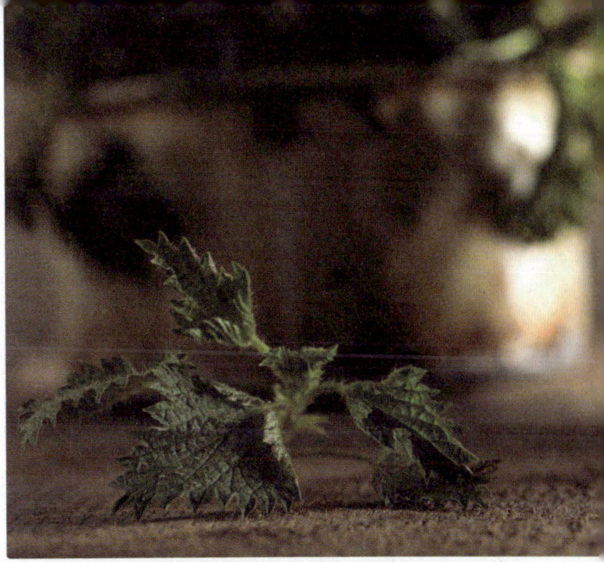

ACHTUNG! Die rohe Brennnessel sollte nicht täglich für Smoothies oder Salate verwendet werden. Ihre Inhaltsstoffe können sonst zu Schleimhautreizungen in Mund und Magen führen. Roh kann man die Blätter nur nutzen, wenn man die Brennhaare der Blättchen zuvor mit einem Nudelholz überrollt hat. Oder man taucht die frischen Triebe ganz kurz in kochendes Wasser. Auch das macht die Brennhaare unschädlich.

Neun-Kräuter-Gründonnerstagssuppe

Man braucht

- je eine Handvoll von neun jungen Wildkräutern wie: Brennesselspitzen, Gundermannblättchen, Spitzwegerichblätter, Löwenzahnblätter, Gänseblümchenblüten, Brunnenkresse, Gierschblättchen, Vogelmiere, Bärlauch
- 1 klein geschnittene Zwiebel
- 2 Esslöffel Butter oder Öl
- 1 Esslöffel Mehl
- 1 Liter Gemüsebrühe
- Salz und Pfeffer
- Sahne

Zwiebel in Butter andünsten, mit dem Schneebesen das Mehl einrühren, etwas mit anschwitzen, dann mit der Gemüsebrühe langsam ablöschen. Die gewaschenen Kräuter dazugeben und fünf Minuten garen, danach pürieren und mit Salz, Pfeffer und Sahne abschmecken. Garniert mit Gänseblümchenblüten kann die Suppe serviert werden. Sie ist nicht nur zum Grün-

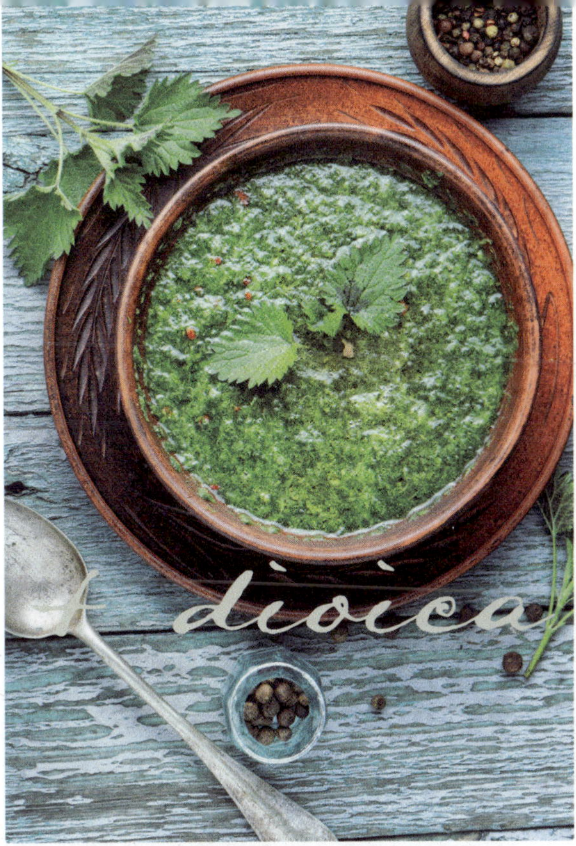

donnerstag eine supergesunde Suppe für die Gelenke! Sie soll übrigens schon von den Germanen als Teil des Frühjahrsfestes „Ostara“ nach der langen Winterszeit gegessen worden sein. Jetzt erhält dieses Rezept wieder Einzug in die moderne Küche.

Brennnesselmus

Für eine Portion braucht man

- 1 kleine Zwiebel
- etwas Butter
- 50 bis 100 g frische Triebspitzen der großen Brennnessel
- Salz, Pfeffer, Muskat
- Limetten- oder Zitronensaft

Zwiebel fein würfeln und in der Butter andünsten, die Brennnesseln mit kochendem Wasser überbrühen, mit einem Mixer zu Mus zerkleinern oder dem Messer fein hacken. Das Mus zur Zwiebel geben, drei bis fünf Minuten unter Rühren garen. Mit Gewürzen und etwas Zitrussaft abschmecken.

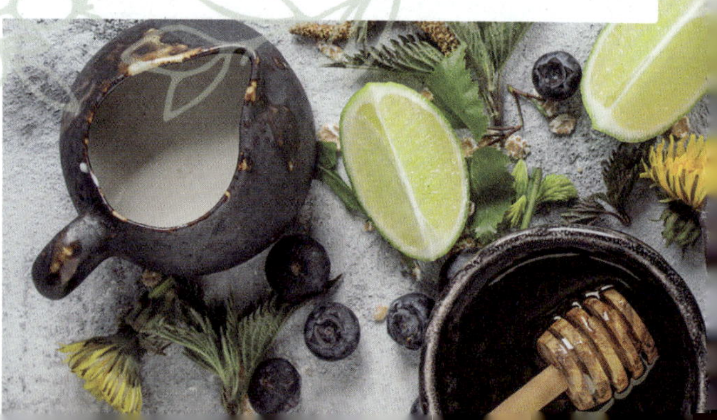

Grüner Smoothie

Zutaten im Hochleistungsmixer mixen:

- ½ Handvoll Brennnesselblätter
- 10 Gänseblümchen
- 1 Apfel
- 1 Banane
- 1 kleines Stückchen Ingwer
- 300 ml Wasser
- nach Geschmack Honig *oder*
- ½ Handvoll Erdmandeln (in 150 ml Wasser über Nacht eingeweicht)
- 1 Birne
- ½ Zitrone
- ½ Handvoll Brennnesselspitzen
- 250 ml Wasser

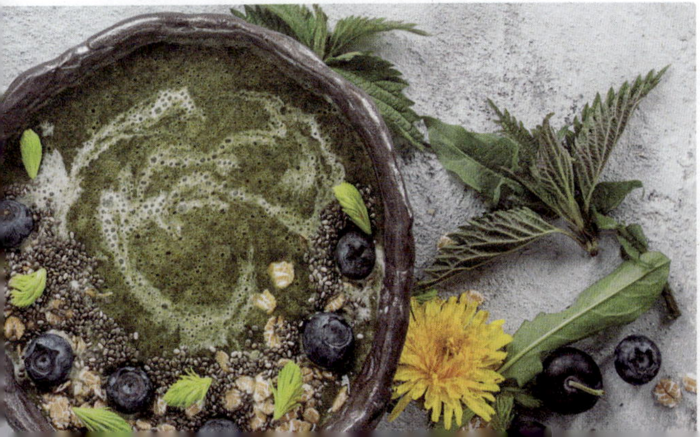

Brennnessel-Grünkernbratlinge

Man braucht für 12 Stück

- 150 g Brennnessel
- 2 Zwiebeln
- Butter und Öl
- 500 ml Gemüsebrühe
- 150 g Grünkernschrot
- 2 Eier
- 1 Teelöffel Kräutersalz, Pfeffer
- 2 Knoblauchzehen
- 1 Teelöffel Honigsenf
- Oregano, Majoran, Paprika, Basilikum
- Haferflocken nach Bedarf

Zwiebeln und Brennnesseln klein schneiden und in Butter andünsten. Grünkern in der Brühe gar ziehen lassen. Alle Zutaten gut vermischen, zum Schluss Haferflocken dazu mischen, bis ein gut formbarer Teig entsteht. Ca. ein Esslöffel große Bällchen formen, flachdrücken und in viel Öl braten.

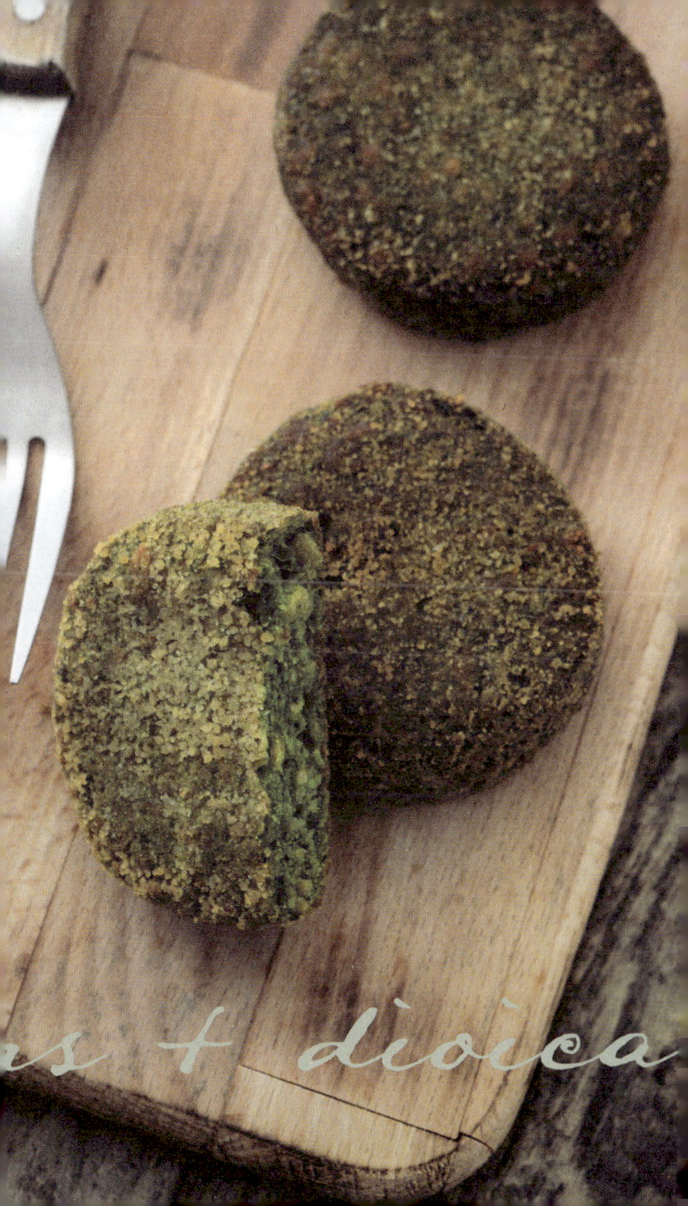
+ dioica

Brennnessel-Gänseblümchen-Kartoffelsuppe

Man braucht für vier Portionen

- 500 g festkochende Kartoffeln
- 2 Zwiebeln
- 2 Knoblauchzehen
- Butter
- 1 Liter Gemüsebrühe
- 100 g Brennnesselspitzen
- 250 g Frühkartoffeln
- 1 rote Chilischote
- Kräutersalz, Pfeffer
- 1 Handvoll Gänseblümchenblüten
- Parmesan

Die Kartoffeln würfeln, Zwiebeln und Knoblauch klein schneiden, in Butter andünsten. Die Kartoffeln schälen und würfeln, zusammen mit der Gemüsebrühe in den Topf geben und ca. 15 Minuten köcheln lassen. Dann die Brennnesselspitzen hinzufügen und weitere zehn Minuten köcheln lassen. Schließlich die Suppe pürieren. Die Frühkartoffeln klein würfeln und in Öl braun

und knusprig anbraten. Die in Ringe geschnittene Chilischote unterheben und die Kartoffelwürfel zu der Suppe geben.
Mit Kräutersalz und Pfeffer würzen, auf Teller verteilen und mit Gänseblümchen und Parmesan dekorieren.

Ab August reifen die Samen der Brennnessel. Auch sie sind wahre Powerpakete gegen Erschöpfungszustände und stärken das Immunsystem. Voll mit Mineralien und Spurenelementen (Magnesium, Kalzium, Kalium, Eisen, Kieselsäure) haben auch die Samen einen positiven Effekt auf den Stoffwechsel der Zellen und tun Muskeln, Knochen und Gelenken gut. Die geernteten Brennnessel-Rispen trocknet man als Ganzes ein bis zwei Stunden bei 40 °C im leicht geöffnetem Backofen oder an einem anderen warmen Ort. Dann fallen die Samenkörnchen von allein von den Rispen (falls nicht: Rispen leicht zwischen den

Händen reiben). Anschließend werden sie dunkel und in einem gut verschließbaren Glas aufbewahrt. Wer sich nicht die Mühe mit Sammeln und Trocknen machen möchte, kann sie auch für teures Geld im Internet kaufen. Sie schmecken lecker nussig. Verwenden können Sie sie als Brotbelag, über Salat, im Müsli, als Panade oder einfach mit im Brot verbacken. Nutzen Sie sie über die Wintermonate, machen Sie eine Kur über drei Monate und essen Sie täglich maximal einen halben Teelöffel davon, im Frühjahr wächst dann wieder die frische Pflanze. Und denken Sie daran: Nicht mehr nehmen, denn viel hilft nicht viel! Aber immer viel zusätzliches Wasser oder andere, nicht entwässernde Tees dazu trinken, damit der Körper auch die Chance hat, auf die Wirkstoffe zu reagieren, viel über die Nieren auszuscheiden und das Wasser hinterher nicht fehlt.

Urtica ure

Übrigens ...

... Brennnesselsamen galten früher als Aphrodisiakum. In Klöstern war ihre Verwendung verboten.

... ziehen Sie im Garten nicht zu arg gegen die Brennnessel zu Felde! Gewähren Sie ihr wenigstens ein Eckchen, in dem sie wachsen und sich ausbreiten darf! So können Sie immer selbst frisch ernten und auch die vielen Schmetterlingsraupen finden Nahrung. Denn was wäre ein Garten ohne Schmetterlinge? Damit es nicht allzu wüst wird mit der brennenden Nessel, kann man die Pflanzen im Sommer einmal fast bis auf den Boden absensen. Sie treiben dann immer wieder frisch und noch gesünder aus und liefern reichlich Gemüse für interessante Gerichte.

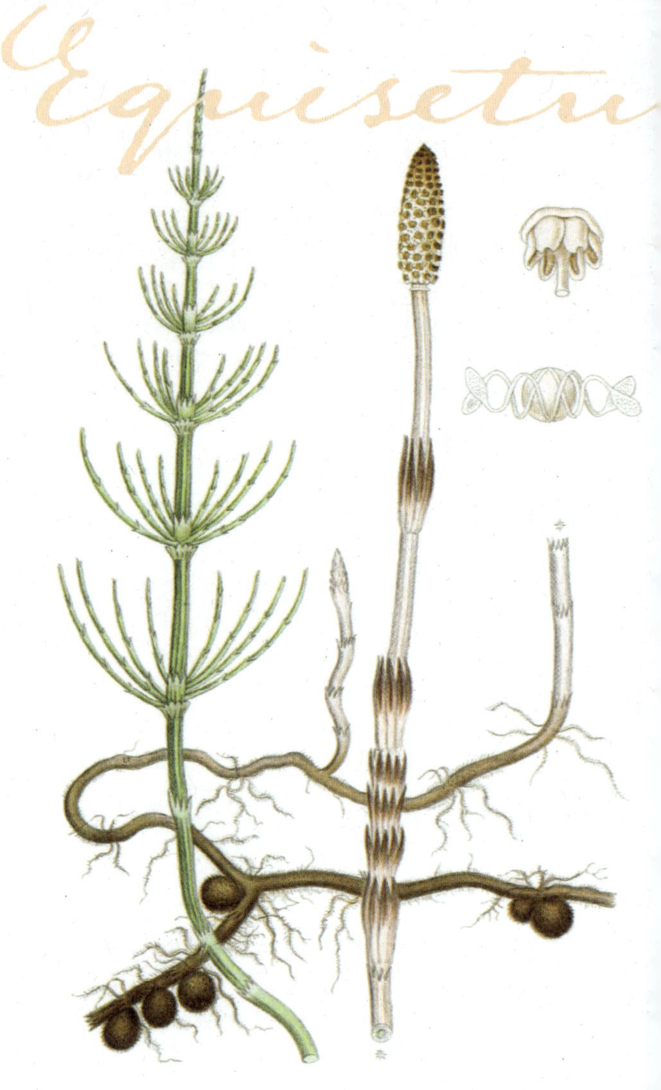
Equìsetu

a arvense

Ackerschachtelhalm

Der Ackerschachtelhalm *(Equisetum arvense)* ist eine uralte Pflanze. Seine Vorfahren wuchsen bereits vor 400 Millionen Jahren auf der Erde. Zusammen mit Farnen bildeten sie bis zu 30 Meter hohe Wälder, aus denen unsere heutigen Steinkohlevorkommen entstanden. Wir verdanken also vor allem diesen Gewächsen die Wärme in den Behausungen unserer Vorfahren und die Erfindung der Eisenbahn - und auch das Vorankommen der Industriellen Revolution hing mit der Steinkohle, also den Riesen-Schachtelhalmen aus grauer Vorzeit, zusammen. Ohne sie wäre der Fortschritt in die Moderne nicht möglich gewesen.

Heutzutage ist die Pflanze zurückgedrängt. Sie wird, je nach Art, nur noch 20 bis 70 cm hoch, aber ihren Grundaufbau hat sie sich erhalten, sie ist lediglich zu einer Miniaturausgabe der damaligen Super-Pflanzen geworden. Dass der Schachtelhalm nach so vielen Jahrtausenden immer noch auf dieser Erde ist, zeigt seine ungeheure Widerstandskraft. Wer ihn im Garten hat, weiß das: Man wird ihn nicht mehr los. Selbst die „chemische Keule“ überlebt er.

Schachtelhalm vermehrt sich am liebsten in feucht-lehmiger Erde über bis zu zwei Meter tiefe Rhizome und ungeschlechtlich über Sporen. Blüten trägt er nicht. Im März oder April schiebt der Ackerschachtelhalm hellbraune, blasse Stängel aus dem Boden, an ihnen hängen die Sporenträger, die wie kleine, eng anliegende Pilzhüte aussehen. Erst mit der Zeit entwickelt sich der klar strukturierte Sommerstängel mit den quirlig angeordneten grünen Seitentrieben. Die Stängelglieder sind ineinander verschachtelt, daher der Name. Sie sehen aus wie ineinandergesteckt und lassen sich an diesen Stellen auch leicht auseinanderziehen.

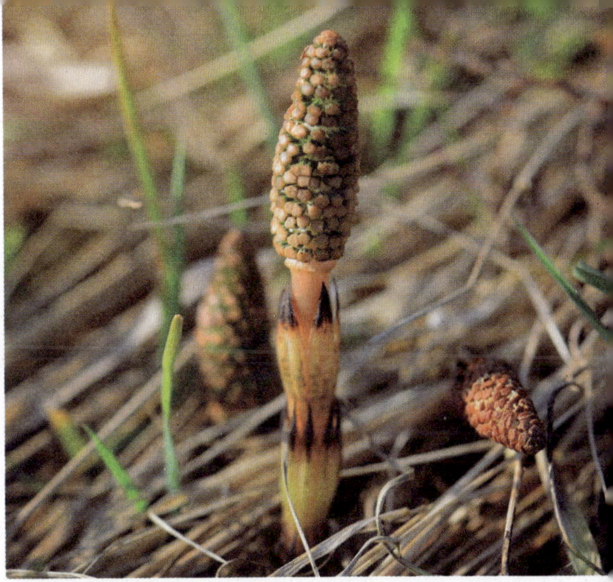

In der Kräuterheilkunde wird nur der Ackerschachtelhalm verwendet. Sumpf-, Wald- und Teichschachtelhalme gelten als giftig: Sie werden häufig von Pilzen befallen, die Giftstoffe in den Pflanzen bilden, ohne dass man das von außen erkennen kann. Deshalb ist beim Sammeln viel Erfahrung in der Unterscheidung der Schachtelhalm-Arten gefragt. Geerntet werden nur die oberirdischen, jungen, grünen Pflanzenteile, die im Juni oder Juli in der Natur zu finden sind. Das Kraut muss schnell und gut getrocknet werden und braune Pflanzenteile müssen entsorgt werden. In Apotheken bekommt man immer einwandfreies Material, wenn man sich das alles ersparen will.

Im Mittelalter nutzte man den Schachtelhalm gegen Husten, Gicht und Ruhr. Um 1900 setzte man ihn gegen die damals häufige Tuberkulose und gegen Hautleiden ein. Sebastian Kneipp entdeckte diese Pflanze dann wieder als Therapeutikum bei Gicht und Rheuma. Letztendlich geht diese Wirkung zurück auf die harntreibenden Stoffe, die das Ausschwemmen von Abfallstoffen fördern.

»Es wäscht aus, löst aus,
brennt gleichsam das Schadhafte weg.«

Sebastian Kneipp

Schachtelhalm wird auch Zinnkraut oder Scheuergras genannt, da man früher mit

Equisetu

dieser rauen Pflanze das Zinn- und Metallgeschirr geputzt hat oder sie zur Politur von hochwertigen Holzinstrumenten einsetzte. Mit seinen hinter seiner Rauheit stehenden mineraligen Inhaltsstoffen (Kieselsäure) kann er festigend auf das Bindegewebe wirken und die Festigkeit von Zähnen, Gelenken und Knochen fördern und daher auch zur Osteoporoseprophylaxe beitragen.

Übrigens ...

... keine andere Pflanze enthält mehr Kieselsäure als der Ackerschachtelhalm.

... man kann die Kieselsäure sichtbar machen: Wenn man Schachtelhalm verbrennt, bleibt ein mineralisches, weißes Aschegerüst zurück.

... Schachtelhalm ist auch ein Schönheitskraut: Die Kieselsäure kann helfen Haare, Haut und Nägel zu festigen.

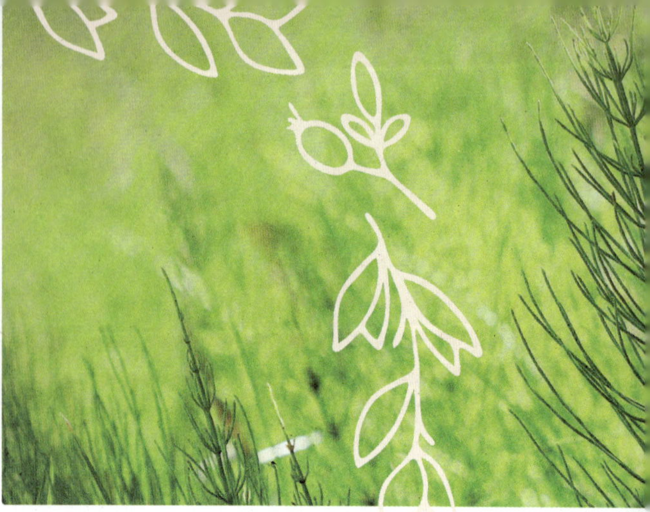

Ackerschachtelhalm anwenden

Schachtelhalm ist gut verträglich, es sind keine „Nebenwirkungen" von seinen Anwendungen bekannt. Nur Menschen, die unter Herz- oder Nierenschwäche leiden und dadurch mit Wassereinlagerungen (Ödemen) zu kämpfen haben, sollten das Kraut meiden. Und es wird empfohlen, pro Tag nicht mehr als sechs Gramm Kraut zu sich zu nehmen. Darüber hinaus ist es wegen der entwässernden Wirkung des Schachtelhalms empfehlenswert, auf jede Tasse Schachtelhalm-Tee oder -Abkochung zusätzlich eine Tasse Wasser zu trinken.

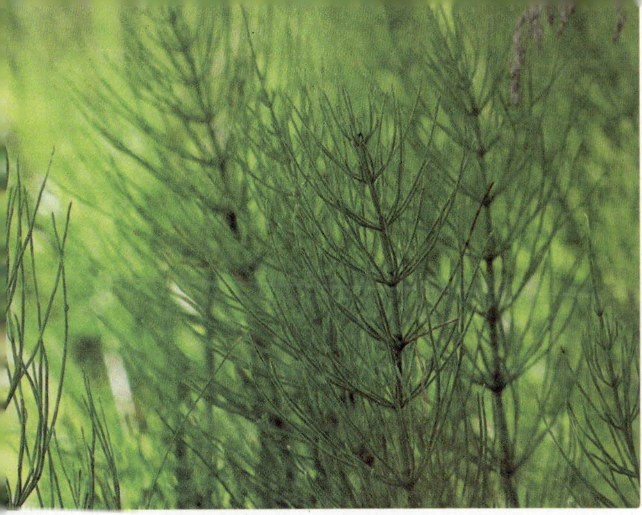

Abkochung

Man braucht

- 2 Esslöffel getrocknetes Kraut (ca. 6 g)
- 500 ml kaltes Wasser

Das Kraut in das Wasser geben, 20 Minuten köcheln und auf der heißen Herdplatte weitere 20 Minuten ziehen lassen, dann abseihen. Alternativ kann man das Kraut über Nacht im kalten Wasser einweichen, morgens 20 Minuten köcheln lassen und abseihen.
Die Abkochung über den Tag verteilt trinken, kalt oder warm – ganz nach Wunsch,

aber unbedingt an dem Tag zusätzlich einen halben Liter Wasser zu sich nehmen. Als Kur kann diese Abkochung sechs Wochen lang täglich getrunken werden. Danach sollte eine Pause von vier Wochen eingehalten werden, um dann wiederum sechs Wochen lang täglich 500 ml des Schachtelhalm-Tees zu trinken. Diese Kur kann man zur Stärkung von Knochen, Sehnen und Bändern zweimal im Jahr durchführen.

Übrigens ...

... eine Abkochung vom Schachtelhalm kann man als festigende Spülung nach der Haarwäsche benutzen.

Equisetu

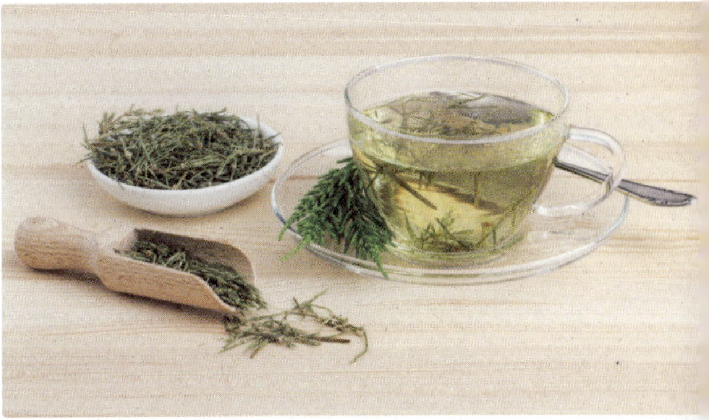

Tee

Man braucht

- 2 Teelöffel getrockneten Ackerschachtelhalm
- 250 ml kochendes Wasser

Das Kraut mit dem Wasser übergießen, zehn Minuten ziehen lassen, dann abseihen. Davon am Tag höchstens zwei Tassen trinken, parallel dazu die gleiche Menge Wasser zu sich nehmen. Das unterstützt das Ausschwemmen von Abfallstoffen und tut besonders gut bei Rheuma und Gicht.

Bad

Man braucht

- 3 bis 4 Handvoll getrocknetes Kraut (ca. 100 g)
- 2 Liter leicht siedendes Wasser

Das Kraut in bereits siedendes Wasser geben und eine Stunde schwach köchelnd ausziehen lassen, dann abseihen und den Sud zum Badewasser geben.

Für den Fall, dass Sie den Auszug nicht selbst herstellen wollen: Es gibt auch fertige Badeextrakte zu kaufen. Das Schachtelhalmbad unterstützt bei rheumatischen Erkrankungen. Abfallstoffe werden aus den Gelenken und Geweben ausgeschwemmt, das Bindegewebe wird gestärkt.

In der Apotheke gibt es die pulverisierte Pflanze in Tablettenform, ebenso wie Kapseln bzw. Dragees mit einem Schachtelhalm-Extrakt. Auch Frischpflanzenpresssaft ist erhältlich. Bei diesen Zubereitungen handhaben Sie die Einnahme bitte wie vom Hersteller angegeben.

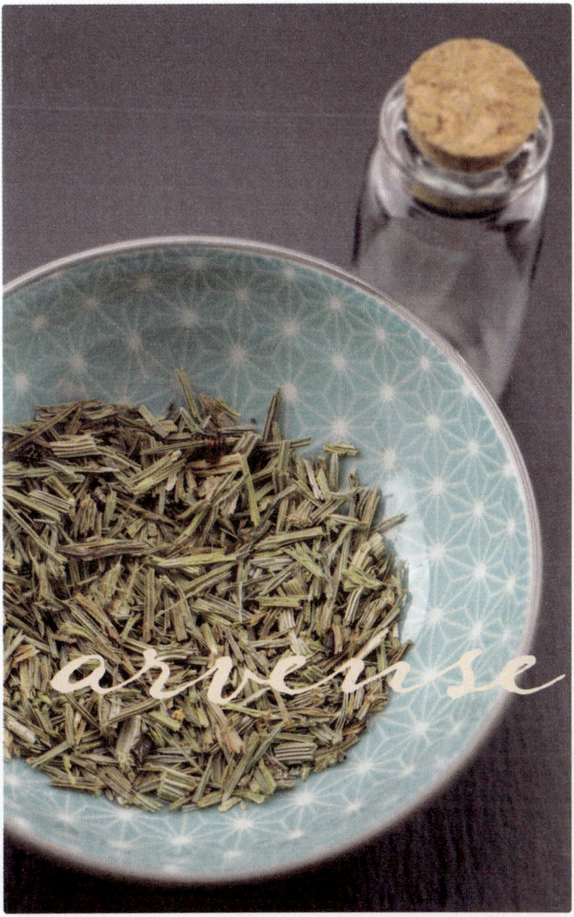
arvense

Auflage

Man braucht

- 3 Teelöffel getrockneten Ackerschachtelhalm
- 250 ml kochendes Wasser

Das Kraut mit dem Wasser übergießen, zehn Minuten ziehen lassen, dann abseihen und abkühlen lassen. Ein Tuch mit dem Sud tränken, etwas ausdrücken und auf die betroffene Stelle legen, zwei- bis dreimal täglich wiederholen. Zur Unterstützung ist es sinnvoll, zusätzlich ½ Liter Abkochung (s. o.) zu trinken. Diese Auflagen können bei Knochenbrüchen oder Knochenhaut- oder Sehnenscheidenentzündung hilfreich sein.

Achtung! Das Abkochen des Schachtelhalms kann zu Verfärbungen auf der Haut führen.

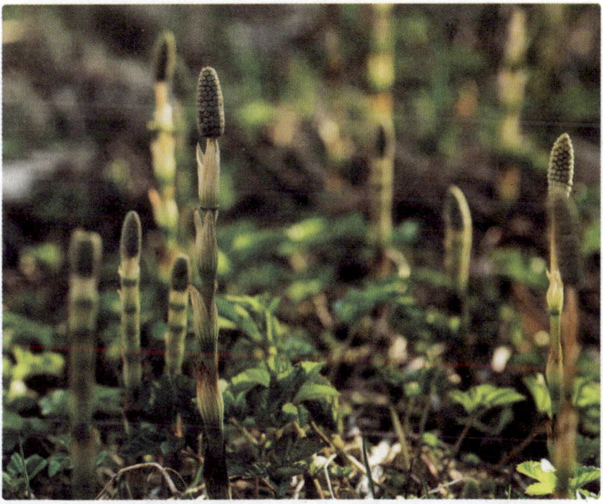

Kulinarisch?

Schachtelhalm ist auch essbar. Die ersten blass-braunen „Stängel“, die im Frühjahr aus dem Boden sprießen (Sporenträger), kann man roh, kurz gedünstet, gebraten oder frittiert essen. Sie sehen erst einmal nicht sehr dekorativ aus, aber sie schmecken lecker nach Pilzen. Wie heißt es so schön? Probieren geht über Studieren … Guten Appetit!

Flores g

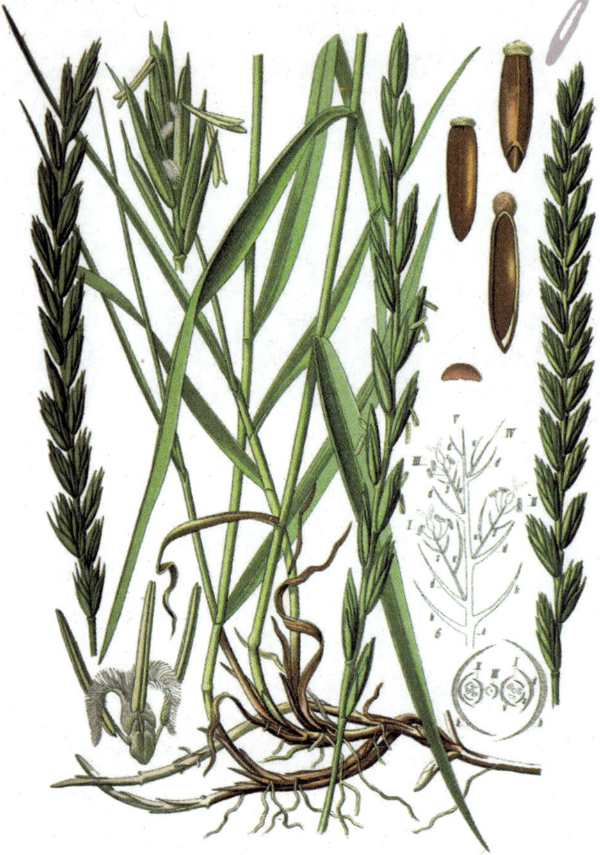

raminis

Heublumen

Heublumen! Jeder weiß, was gemeint ist, doch niemand kann sagen, was es wirklich ist. Blumen im Heu halt! Das stimmt aber nicht genau, denn enthalten ist immer eine wilde Mischung kleiner Teile aus Blüten, Stängeln, Blättern, Samen und Früchten verschiedener Wiesengräser und -blumen, die beim Trocknen fermentieren und den typischen Heugeruch entwickeln.

Den größten Anteil bildet dabei das Ruchgras, aber auch Quecke, Lieschgras, Fuchsschwanz, Wiesenschwingel, Knäuelgras, Kleearten, Wiesenkräuter und Wiesenblumen sind in Heublumen enthalten.

Scheinbar wissenschaftlich nennt man die „Droge" *Flores graminis*, was nichts anderes heißt als „Blüten der Gräser".

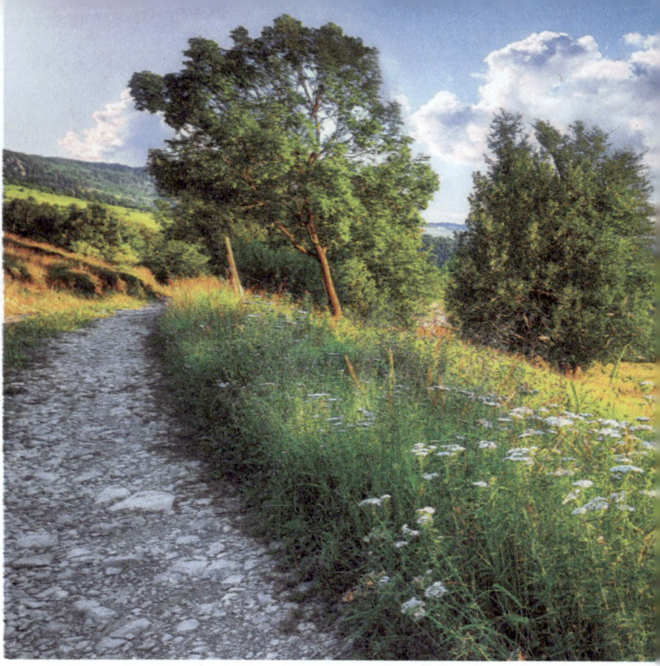

Doch welche Gräser genau auf der Wiese gestanden haben, die für unsere Heublumen gemäht wurde, dass erfahren wir nicht. Nichtsdestotrotz ist der Heuduft immer umwerfend schön und Heublumenanwendungen haben erstaunliche Effekte. Sebastian Kneipp hat ihre Anwendung im Allgäu kennengelernt und anschließend begonnen mit ihnen zu therapieren. Vor allem bei rheumatischen Erkrankungen werden feuchtwarme Auflagen mit Heublu-

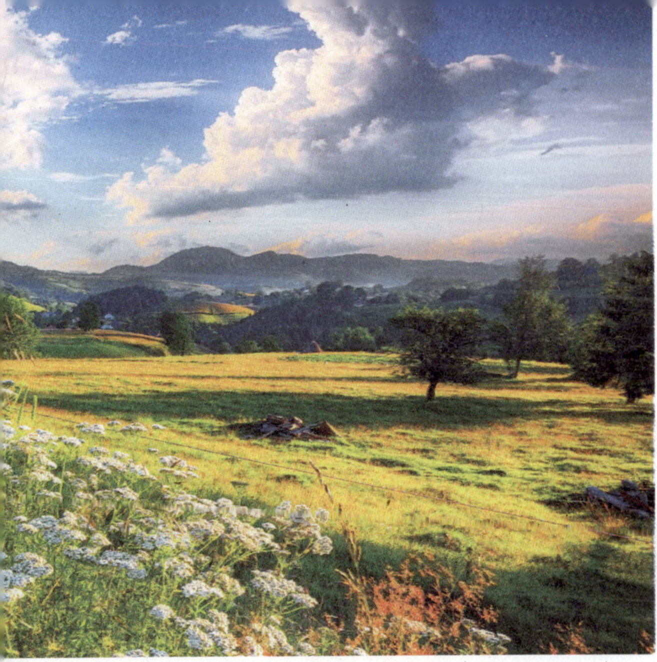

men genutzt und ihre Erfolge sind nicht abzustreiten. Ja, und auch bei Arthrose behaupten manche, dass Heublumen schlicht mit die beste Therapie seien! Aber auch bei Hexenschuss, rheumatischen Schmerzen, bei Gelenkdeformationen, Muskelschmerzen, Knochenbrüchen und Ischiasschmerzen kann man sie als Wärmetherapie einsetzen. **Heublumen werden tatsächlich hin und wieder als das Morphium der Naturheilkunde bezeichnet!**

Die Wirkstoffmischungen der Heublumen (v. a. Cumarin) dringen durch die Haut ein und wirken dort durchblutungsanregend, kreislaufaktivierend, beruhigend, die Elastizität des Bindegewebes wird erhöht und die Wärme wird gespeichert. Dadurch sorgen sie für eine Zunahme des Gewebestoffwechsels und für Entspannung der Muskulatur. Das bedeutet weniger Schmerzen und eine bessere Lebensqualität.

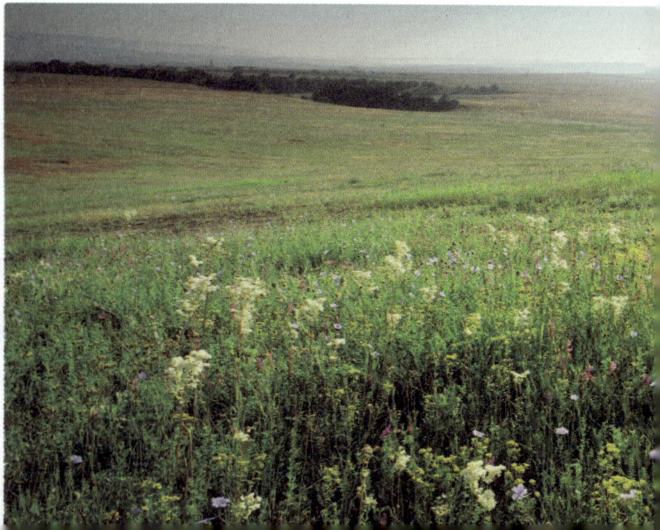

Heublumen anwenden

Heublumen werden nur äußerlich als Auflagen oder Bäder genutzt. Innerliche Anwendungen sind nicht vorgesehen. Aufpassen müssen Allergiker, die wissen, dass Gräser für sie ein Problem darstellen, sie sollten Heublumen in keiner Form anwenden. Und auch bei verletzten Hautarealen oder bei akuten entzündlichen Erkrankungen und Nervenschmerzen, die eher nach einer Kühlung „rufen" als nach Wärme, sollten Heublumenanwendungen gemieden werden.

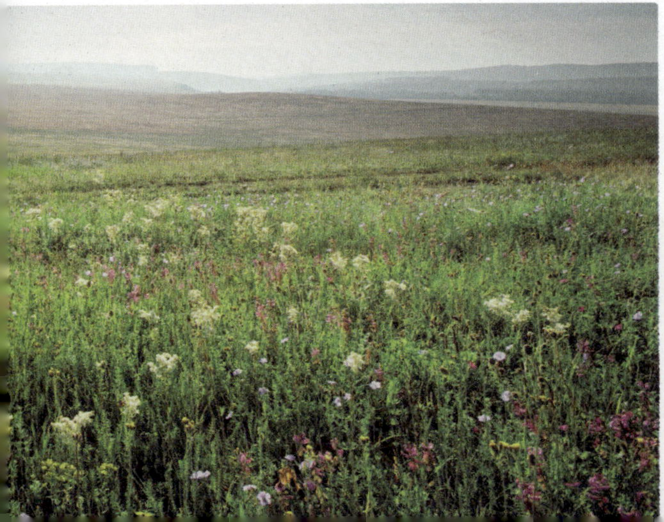

Heublumensäckchen

Heublumensäckchen kann man fertig kaufen. Oder man stellt sie sich selbst her, es ist nicht schwer.

Man braucht dafür einen dicht gewebten Baumwoll- oder Leinenstoff, der zu einem Beutel genäht wird. Seine Größe sollte natürlich zu der zu belegenden Stelle passen. Der Beutel sollte mindestens eine Größe von 25 mal 25 cm haben, denn die Höhe des Säckchens, wenn es gefüllt ist, sollte 5 bis 8 cm betragen. 40 mal 40 cm ist eine gute Größe, wenn man das Säckchen auch mal auf größere Körperpartien legen will.

In den Sack sollte man einen Reißverschluss einnähen, damit man die Heublumen gut wechseln kann. Es empfiehlt sich außerdem, den Reißverschluss verdeckt einzunähen, damit er nicht in direkten Kontakt mit der Haut kommen kann, denn er wird sehr heiß bei der Anwendung und das könnte zu Verbrennungen führen.

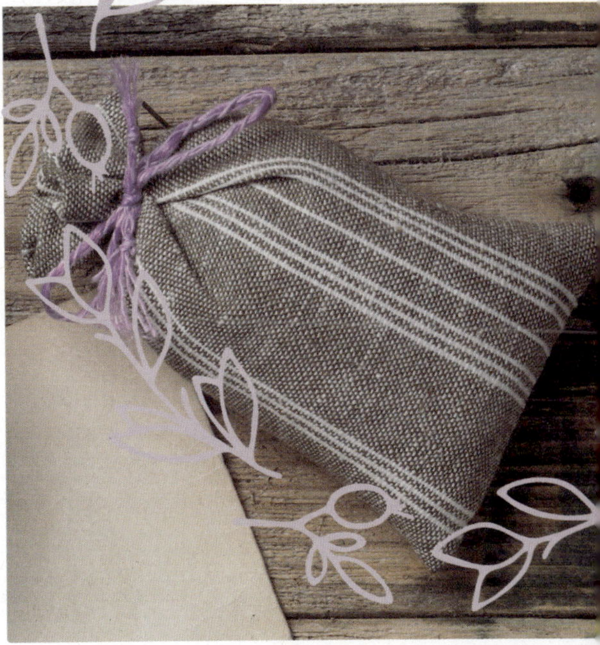

Damit das Heublumensäckchen angewendet werden kann, wird es in einem Sieb in einen großen Topf gehängt, der zur Hälfte mit kochendem Wasser gefüllt ist. Das Säckchen darf nicht direkt mit dem Wasser in Berührung kommen. Den Topfdeckel

auflegen, den Herd etwas herunterdrehen, damit das Wasser nur noch leicht siedet, und das Säckchen 10 bis 15 Minuten im Wasserdampf erhitzen.
Alternativ kann man das Säckchen auch im Dampfkochtopf aufwärmen, das dauert nur wenige Minuten. Danach das Säckchen mit einer Zange aus dem Sieb nehmen, damit man sich nicht die Hände verbrennt.

Auf die betroffene Stelle zuerst ein Baumwolltuch legen, dann das heiße Säckchen darauf, mit einem weiteren Tuch abdecken und mit einem Wolltuch fest fixieren.
Der Heublumensack sollte für die Anwendung so heiß wie möglich sein, ca. 42 °C. Das Säckchen so lang an der Stelle belassen, wie es angenehm ist (ca. eine Stunde).

Diese Behandlung kann man ein- bis zweimal täglich wiederholen. Allerdings kann man den Inhalt des Säckchens nur einmal benutzen.

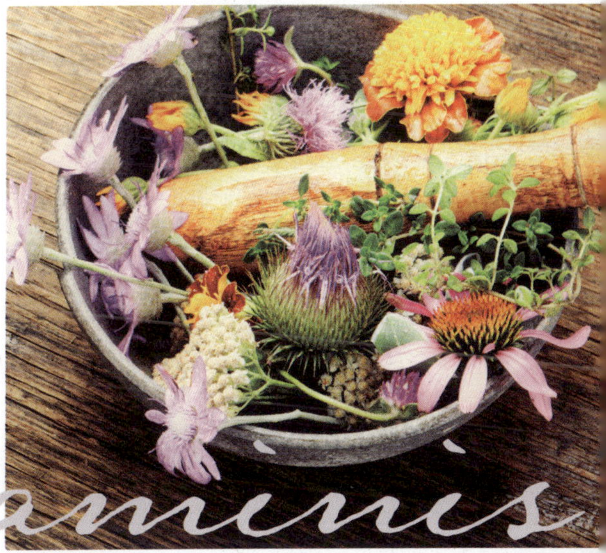

Teilbad

Man braucht
- 4 Esslöffel Heublumen
- 1 Liter kaltes Wasser

Die Heublumen mit dem Wasser in einem zugedeckten Topf zum Sieden bringen, den Herd abschalten, 15 Minuten auf der heißen

Herdplatte ziehen lassen, dann abseihen. Bei arthrotischen Händen, Armen oder Füßen die betroffenen Gliedmaßen in den auf etwa 40 °C abgekühlten Sud tauchen und darin zehn Minuten lang die Glieder bewegen. Im Anschluss daran Beinwellsalbe (S. 32) auftragen und über Nacht mit einem Handschuh bzw. Socken oder Ärmel bedeckt einwirken lassen.

Heublumenbad

Man braucht
- 500 g Heublumen
- 5 Liter Wasser

Die Heublumen mit dem Wasser in einem zugedeckten Topf zum Sieden bringen, Herdplatte abschalten, 15 Minuten auf der heißen Herdplatte ziehen lassen, dann abseihen. Den Sud zum bereits eingelaufenen Badewasser geben, darin bis zu 15 Minuten baden und danach mindestens eine Stunde im Bett ruhen. Besonders schön ist es, wenn man das Bad abends macht und danach direkt im Bett bleiben kann.

Übrigens ...
... dieses Bad unterstützt die Lockerung des Beckenbodens bei der Geburtsvorbereitung.

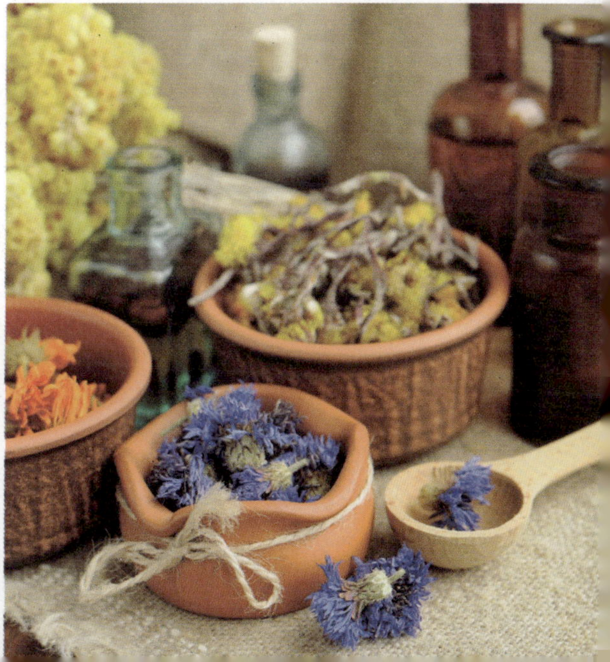

Noch mehr hilfreiche Pflanzen für Gelenke & Co.

Neben den schon ausgiebig vorgestellten Kräutern gibt es noch andere Pflanzen und Rezepte, die für den Bewegungsapparat hilfreich sein können. Von einigen möchten wir hier berichten, weil die Erfahrungen mit ihren heilkräftigen Eigenschaften zum Teil sehr überzeugend sind. Ein Ausprobieren kann also lohnend sein, vielleicht ist gerade für Sie und Ihr spezielles Problem die richtige Heilpflanze dabei!

Weihrauch (Boswellia spec.)

Weihrauch kommt aus Ostafrika, Arabien und Indien. Der Name steht dabei sowohl für den dort wachsenden Baum als auch für sein Harz, das sich durch ein kunstvolles Anritzen seiner Rinde gewinnen lässt. Die Ernte ist schwierig und die Technik muss speziell erlernt werden. Sie wird in den Anbauländern in rein männlicher Linie von

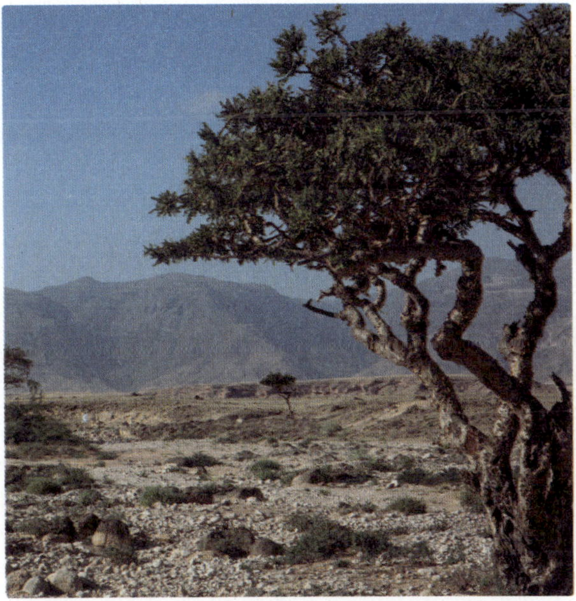

Generation zu Generation weitergegeben. Töchter werden von diesem Wissen ferngehalten, damit die Bäume im Besitz der Familie bleiben, wenn eine Tochter heiratet. Hochwertiges Harz ist hell-golden und milchig, minderwertiges eher braun-rötlich. Fast immer schmeckt es recht bitter und ist geruchsneutral.

Zwei bis zehn Kilogramm Harz von unterschiedlicher Qualität liefert ein Baum im Laufe eines Erntejahres. Hochwertiges Harz ist dementsprechend teuer. Und daher gibt es leider viele Nachahmer-Produkte, die mit anderen Stoffen „gestreckt“ wurden oder minderwertige Ware enthalten und die die erwünschten Heilwirkungen dann natürlich nicht haben können.

Schon in der Bibel wird das Harz erwähnt: Gold, Weihrauch und Myrrhe waren z. B. die Geschenke der Heiligen Drei Könige an den kleinen Jesus. Bei den Alten Ägyptern wurde Weihrauch zu kultischen Zwecken verräuchert und bei der Mumifizierung eingesetzt. Im Mittelalter glaubten die Menschen, das Räuchern mit Weihrauch helfe ihre Gebete zu Gott zu bringen. Es symbolisierte die Entfaltung des Göttlichen und sollte vor bösen Geistern und dunklen Mächten schützen. Daraus hat sich letztendlich die heute noch übliche Zeremonie des Weihrauchräucherns in den katholischen und orthodoxen Kirchen entwickelt.

Allerdings wird dort ein Gemisch aus Weihrauch, Hölzern und Blättern verräuchert. Wer den Geruch der kirchlichen Räuchermischungen unangenehm findet oder gar nicht verträgt, kann es daher dennoch mal mit reinem Weihrauch versuchen, der deutlich weniger aufdringlich daherkommt. Das Räuchern allgemein hatte neben dem Einsatz für kultische Zwecke immer auch noch andere Gründe: Es sollte schlechte Gerüche vertreiben und gleichzeitig die Luft reinigen. Bei den Reichen in früherer Zeit war Weihrauch deshalb als Räucherwerk hoch angesehen

Der griechische Arzt Hippokrates hatte schon im ersten Jahrtausend vor Christus Weihrauch zur Unterstützung der Wundheilung und bei Krankheiten der Verdauungs- und Atemwege verwendet. Und im Mittelalter wurde Weihrauch ebenso bei Wunden und Atemwegserkrankungen eingesetzt, so ist es durch Hildegard von Bingen überliefert. In der Ayurvedischen Medizin wird Weihrauch jedoch schon seit mehreren Tausend Jahren gegen rheumatische Erkrankungen, Arthritis, Muskel- und Gelenkschmerzen benutzt. Auch in der europäischen Naturheilkunde wurde das Harz schon lange unter diesem Aspekt eingesetzt, doch das geriet im 19. Jahrhundert in Vergessenheit. Heute, unter dem Eindruck der steigenden Patientenzahlen mit entzündlichen Erkrankungen und der z. T. schweren Nebenwirkungen der entsprechenden Pharmaka, erinnert man sich daran und das hat wiederum die medizinische Forschung auf den Plan gerufen.

Es wurde entdeckt, dass Weihrauch u. a. Boswelliasäuren enthält – die übrigens ausschließlich im Weihrauch vorkommen – die im Körper Entzündungen über denselben Weg wie manche Schmerzmittel hemmen können. Damit ist das Harz hochinteressant und wird in standardisierten Präparaten gern gegen chronisch entzündliche Geschehen im Körper gegeben. Weihrauch kann also sinnvoll sein bei entzündeten, geschwollenen Gelenken, Rheuma, Arthrose,

Muskelschmerzen, Gichtanfällen und Rückenschmerzen. Die Anwendung ist äußerlich und innerlich möglich, sollte aber in jedem Fall nach Anweisung eines versierten Therapeuten geschehen. Für eine akute Schmerzbehandlung eignet sich Weihrauch allerdings nicht. Er sollte eher zur Umstimmung des Körpers auf eine geringere Entzündungsneigung eingesetzt werden.

Weihrauch gibt es auch als Nahrungsergänzungsmittel. Diese Produkte sollten Sie nur nutzen, wenn Sie genau wissen, dass sie einwandfrei sind. Keinesfalls sollten Sie Weihrauchextrakt aus unklaren Quellen kaufen. Zu oft schon wurde von gesundheitsschädlichen Verunreinigungen berichtet. Ähnliches gilt für die einzunehmenden Mengen. Lassen Sie sich da immer von einer erfahrenen, therapeutisch mit Weihrauch arbeitenden Person beraten. Bei entsprechenden Erkrankungen können Ärzte hochdosierte, standardisierte Mittel sogar verschreiben. Und noch etwas: Nehmen Sie Weihrauch immer nach dem Essen ein, dann wirkt er am besten.

Weihrauch als Kaugummi?

Weihrauch wird in seinen Herkunftsländern oft wie ein Kaugummi gekaut und Luban genannt. So angewendet hat er nur eine leicht antientzündliche Wirkung, kann aber dennoch zur Prophylaxe eingesetzt werden. Einfach täglich ein- bis zweimal ein etwa fingernagelgroßes Stück kauen. Luban-Weihrauch sollte hell-golden oder hell grünlich und milchig aussehen. Achten Sie auf vertrauenswürdige Hersteller, die Ihnen entsprechende Laborprüfungen vorlegen können. Luban ist gewöhnungsbedürftig. Am besten zerkauen Sie es zuerst eine Weile zwischen Ihren Vorderzähnen, bis eine kaugummiartige Konsistenz entstanden ist. Andernfalls klebt der Luban schnell an den hinteren Zähnen fest. Nach dem Kauen kann der Weihrauch-Rest geschluckt werden. Luban schmeckt leicht bitter, balsamisch, minzig und etwas zitronig.

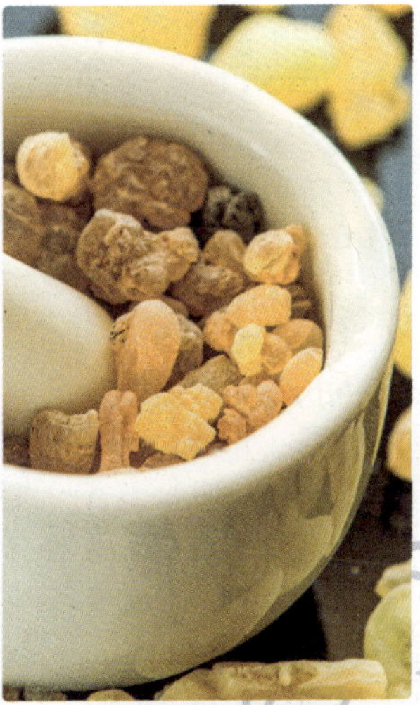

Weihrauchbalsam

Man braucht

- 20 g Weihrauchharz
- 100 ml Olivenöl
- 8 g Bienenwachs
- 5 Tropfen Rosmarinöl
- 5 Tropfen Latschenkieferöl

Bei Gelenk- oder Muskelschmerzen diesen Balsam mehrmals täglich rund um die schmerzende Stelle einmassieren, Anwendungsdauer einen Monat. Weihrauchharz in einem alten Marmeladenglas (das Harz klebt stark!) in einem leicht siedenden Wasserbad schmelzen. Sobald das Harz beginnt flüssig zu werden, portionsweise das Öl und das Bienenwachs dazugeben und unter Rühren vorsichtig weiter schmelzen lassen. Ist alles zu einer einheitlichen Masse geworden, den fertigen Balsam in kleine Döschen abfüllen, zum Abkühlen mit einem Tuch bedecken und dann erst verschließen.

Zur Anwendung von Weihrauch während Schwangerschaft und Stillzeit sowie bei Kindern liegen keine Erkenntnisse vor, daher sollte hier auf eine Selbstmedikation unbedingt verzichtet werden. Erfahrene Therapeuten können ggf. weiterhelfen. Bei Überdosierung können Magen-Darm-Probleme oder allergische Reaktionen auftreten. Wer Weihrauch in hohen Dosen einnimmt, sollte wissen, dass es in die Entgiftung eingreift. Werden zeitgleich Medikamente genommen, ist man anderen chemischen Belastungen ausgesetzt oder ist bekannt, dass man eine Schwäche beim Entgiften hat, sollte das Entgiftungssystem auf solche Wechselwirkungen hin überprüft werden.

Übrigens …

… gibt es Hinweise, dass ein im Harz enthaltener Stoff angstlösend und antidepressiv wirkt. Derzeit laufen dazu weitere Studien. Neu ist das aber nicht: Schon Avicenna, ein arabischer Arzt, wusste davon. Er sagte bereits um die erste Jahrtausendwende nach Christus, dass Weihrauch den Verstand stärke. In Indien wird Weihrauch gegen Vergesslichkeit, zur Konzentrationssteigerung und Stimmungsaufhellung verräuchert.

… enthält das ätherische Öl des Weihrauchharzes keine Boswelliasäuren und hat daher keine schmerzstillenden Effekte, es wird aber in der Parfümherstellung genutzt.

… hat der Weihrauch, den man als Balkon- oder Gartenpflanze zur Abwehr von Mücken und Schnecken kaufen kann, nichts mit der Boswellia zu tun. Er nennt sich nur wegen des ähnlichen Geruchs so.

Weißer Senf (Sinapis alba)

Senfmehl aus dem Samen des weißen Senfs wirkt stark durchblutungsfördernd, entzündungshemmend und schmerzlindernd. Es wird ausschließlich äußerlich als Umschlag bei Arthrose, Rheuma und Nervenschmerzen angewendet. Dafür 50 bis 250 g Senfpulver mit warmen Wasser zu einem Brei anrühren, ein Tuch damit bestreichen und ein- bis zweimal täglich für höchstens (!) 15 Minuten auf die schmerzenden Bereiche legen. Maximal 14 Tage anwenden. Vorsicht! Senfmehl kann die Haut extrem reizen! Fangen Sie mit drei Minuten Einwirkzeit an und steigern Sie sich allmählich. **Nicht bei Kindern unter sechs Jahren anwenden!**

Weide (Salix spec.)

Weidenrinde enthält Salicin, das von der Leber zu Salicylsäure, also einem Schmerzmittel, umgewandelt wird. Sie wirkt daher fiebersenkend, schmerzlindernd und antirheumatisch. Es wird vermutet, dass die Weidenrinde noch weitere helfende Stoffe enthält. Sie eignet sich als akutes Schmerzmittel: Die Wirkung setzt zwei bis drei Stunden nach Einnahme (Tee) ein und hält etwa einen halben Tag an. **Tee:** 2 gehäufte Teelöffel (ca. 3 g) Weidenrinde mit 250 ml kochendem Wasser überbrühen, zehn Minuten abgedeckt ziehen lassen, abseihen, drei- bis viermal täglich eine Tasse trinken.

Herbstzeitlose (Colchicum autumnale)

Die Herbstzeitlose enthält den tödlich wirkenden Giftstoff Colchizin, daher ist die Pflanze nicht zur Eigentherapie für Laien geeignet. Sie kann aber bei akuten Gichtanfällen und bei Rheuma als homöopathisches Mittel (Colchicum D6 oder D12) ausprobiert werden.